ÍNDICE

INTRODUCCIÓN
    Un poco de Verdad

CAPITULO I – QUIROPRAXIA
    . Sutil esencia de la Quiropraxia
    . Principios de la Quiropraxia
    . Subluxación
    . Relación de daños orgánicos según daños vertebrales
    . El sistema nervioso
    . Indicaciones – Contraindicaciones de la Quiropraxia.
    . Quiropraxia en animales.
    . Sentimiento de un animal después de una sesión de Quiropraxia.

CAPITULO II – ACUPRESIÓN
    . Historia de la Acupresión
    . Energía
    . Los cinco elementos
    . Meridianos
    . Indicaciones – Contraindicaciones de la Acupresión
    . Terapia Zonal, reflejos
    . VII Congreso Internacional Fundación Europea Medicinal Tradicional China
        . Resultados en investigación clínica en Acupuntura
        . Regulación límbica con terapia acupuntura en síndromes psicógenos.

CAPITULO III – MOXIBUSTIÓN
    . Artemisa- aplicaciones
    . Aplicación a distancia de la Moxibustión
    . Técnicas de Moxibustión.

CAPITULO IV- ESTIRAMIENTO DE COLUMNA VERTEBRAL
    . Método de reeducación postural (RPG)

CAPITULO V- JADE
    . Jade para el espíritu.
    . Propiedades curativas
    . El Jade, orgullo de Jaén.
    . Dios de la lluvia, Museo del Jade, San José, Costa Rica.

CAPITULO VI- CALOR INFRARROJO DE BAJA INTENSIDAD

CAPTULO VII- ESTADOS ALTERADOS DE CONCIENCIA
    . Espiritualidad y psicología Transpersonal
    . Compartiendo espiritualidad
    . Meditación
    . Crismarbud y la meditación
    . Mística
    . Los Senderos del Yoga
    . Crismarbud y el yoga
    . Karma y Reencarnación
    . Amigo Osho

AMOR AGRADECIDO.

INTRODUCCIÓN

UN POCO DE VERDAD

Aunque Mi Cuerpo Esté Enfermo, Mi Mente No Lo Está: Así Debes Prepararte. (Buda)

El Universo me bautizó con el nombre de Crismarbud, nací meditando, feliz, con dolor y las cervicales invertidas, (considerando un grado de curvatura ideal del 36,5°) que marca la lordosis cervical en la zona del cuello (de C2 a C7, a veces hasta la T2), las cervicales mostraban cifósis, presentándose de lado contrario.

Aquello parecía una vela. (encendida, eso si).

Dicen algunos, que con el dolor es con lo que más se aprende, yo digo que a medida que desaparece, comprendes.

Morir sin dolor, visión holística de natural comprensión.

Analizada la radiografía, se observaba una doble escoliosis a lo largo de la columna, la primera situada entre la T4 y T5 (hacia la derecha) y otra entre la L2 hasta la L4, (hacia la izquierda).

Vamos, que aquello más que una columna vertebral, presentaba un aspecto de circuito de carreras

Había mucho trabajo por hacer, en primer lugar rectificar la posición de la columna (primordial, estando el Universo ordenado, la columna vertebral también debía estarlo), junto a esto, seguiría el fin de la rueda cíclica de sucesivas reencarnaciones, desapareciendo el devenir.

Ser esencialmente Mar, como la verdad de un Océano existente, comprendiendo el todo con su parte, la parte sin el todo, el todo y la nada, expresado en una interiorización armónica, equilibrada y bella. Así sería mi curación.

Antes de esta conclusión, tuve que escuchar los gritos y estallidos de ira y violencia incontrolada a la que me sometió la columna vertebral a lo largo de mi vida, debido a las cervicales, las operaciones de timpanoplastia, cornetes y desviación de tabique nasal no tardaron en aparecer.

Una vez solucionadas estas tres cuestiones, el maravilloso prana yógico (aliento, respiración, vida o energía) que por mis fosas nasales inhalaba, nutrían el resto de las funciones, circulatorio, nervioso, digestivo, etc. éstas sonreían y aplaudían.

Aún se podía mejorar...

Después de años sentada frente a un ordenador haciendo trabajos de administración en departamentos de contabilidad de toda índole, ayudándome con fisioterapia y obviando las conversaciones continuas con la columna vertebral, un buen día, ésta me zarandeó con uno de esos estallidos de ira y violencia jamás conocidos hasta entonces, donde toda ella gritaba

¡Mar ya esta bien, hasta aquí!

¡!No me importa en absoluto que canalices el dolor con risas, ilusiones, altruismo, y buen humor, ahora escucha con atención:

¡Si no respetas el eje de movimiento de flexión, rotación, extensión, (llámalo circunvalación) entonces el árbol de la vida de tu motor, no podré seguir siendo yo, me anclaré en un infinito olvido, postraré tus piernas, inutilizaré el plexo del corazón, los chakras en toda su extensión.

Decidí dar prioridad a mi cuerpo ante aquel brote de enfermedad tan tremendo, con gesto de asombro, físico dolor, compartiendo risas, esperanza e ilusión, por lo que sabía representaba mi sanación.

Los últimos días en la empresa para la cual trabajaba se me hicieron interminables, alcancé las mas altas cumbres de dolor, observé desde la cima, soplaba un fuerte viento, mucho frío, espesas nubes negras alentaban una gran tormenta, entonces un rayo apareció, un gran trueno sonó, aquello, me estremeció.

No tenía subsidio de desempleo, dinero, ni trabajo, no podía pagar fisioterapia, y tampoco mi familia podía ayudarme..

Me encontraba en un una situación límite.

Confiando en el sistema sanitario, con las radiografías en la mano y siendo consciente de las necesidades que apremiaban, solicité rehabilitación (fisioterapia) por vía seguridad social, ante las negativas, solicité cambio de médico, (hasta tres especialistas), la ayuda fue negada.

Collarín, antiinflamatorios y relajantes musculares, recuerdo decir casi al unísono a estos tres médicos llamados especialistas.

Se acerca usted cada 15 días para solicitar receta farmacológica.

¡¡Justo lo contrario de lo que necesitaba!!, dar movilidad al cuello y recolocar esas vértebras era mi prioridad, mantener la mayor actividad en toda mi columna.

No consumir fármacos, (de ningún tipo), teniendo en cuenta los efectos secundarios que ocasiona la ingesta de medicamentos a los órganos (sólo hace falta leer detenidamente los prospectos), formaba parte de un respeto que desde hacía años practicaba hacía mi cuerpo.

Conociendo la riqueza existente en todas aquellas plantas naturales, (naturopatía, flores de Bach) curativas, que tan altruistamente nos regala la madre tierra, mi cuerpo sabe bien lo que desea, no aceptando otra cosa. Escucharlo y respetarlo es básico.

Excelente sustituto del antibiótico es el amigo Propóleo o Própolis, (sustancias gomosas o resinosas que, segregadas por la corteza y yemas de algunas plantas, son procesadas con secreciones glandulares de las abejas, hasta conseguir el producto final) las abejas evitan con esta sustancia que ellas mismas elaboran, entre otras, que en sus armónicas y sanas colmenas se filtre cualquier tipo de infección. Siendo sus principales propiedades, antisépticas, antiinflamatorias, cicatrizantes, antimicóticas, anestésicas e inmunoestimulante.

En cierta ocasión, escuché susurrar a un sabio: que cuando aquí en la tierra a un hombre puro le cierran la puerta de la esperanza, el cielo abre las puertas de la eternidad, invitándole a entrar, si las vuelven a cerrar, el cielo relampaguea y los elementos forman un clan, mandan desde lo alto, con poder sobrenatural, suerte, dicha y felicidad.

Como Dios gobierna con sabiduría ancestral, el hombre puro obtiene lo que necesita hallar.

Con los continuos brotes de violencia que mostraba mi columna, conversé largo y sincero con " **EL QUE SIEMPRE ME ACOMPAÑA**" (no es un apodo indio), y mantuve unas breves palabras con "**EL ILUMINADO**", guías espirituales que caminan desde el primero de los nacimientos junto a mí.

En esta vida mística y humana, la ayuda, me fue revelada.

Recordé aquel rodillo de madera que utilizaba mi abuela para amasar el pan, que posteriormente horneaba, dejando un delicioso aroma de harina fina por toda la casa, el mismo rodillo que yo utilizaba tirándolo al suelo y apoyando en él la columna, haciéndolo deslizar desde las cervicales hasta las lumbares, (ataques de risa cuando mi abuela me descubrió por primera vez), buscando el estiramiento de mis vértebras, aliviando el dolor de la columna, podía estar tumbada sobre él con los brazos estirados por encima de la cabeza tiempo y tiempo, sintiendo esa relajación.

Comprender expresa una profunda evolución interna, estar en el no-dolor, expande el ser.

Recibí respuesta: "**EL QUE SIEMPRE ME ACOMPAÑA**" y "**EL ILUMINADO**" congratulándose me invitaron a pasear, casi no podía andar, (los pies son fiel reflejo de la columna vertebral de una persona), a medida que caminamos, imprime la columna en ellos, los senderos realizados, los pies también susurran por lo bajo, cuentan historias de amor, de piratas, de yoguis, de Dioses hermanos, en mi caso relataban el hundimiento de ambos metatarsos, necesitaba esas plantillas, no había dinero, las piernas no respondían, la calle Fuencarral fue testigo, un despertar por el camino.

Camillas terapéuticas CERAGEM. Centro de masajes gratis.

Entré, me senté, comenzaba una explicación sobre las cinco terapias que realizaba aquella camilla termomasajeadora, Quiropraxia, Acupresión, Estiramiento de columna, Moxibustión, calor Infrarrojo, todo ello con la sutil esencia de Dios proyectada sobre un rodillo de bendita piedra de Jade, a medida que escuchaba, la expresión de júbilo, gratitud y fe se acrecentaba sobre mis Maestros-Guías espirituales.

El alma sonrió, era lo que tanto visualizó, para ayudar a la curación.

Dí las gracias a Dios, una lágrima resbaló.

Seis meses en cama, esos primeros meses fueron críticos, con la alegría de estar haciendo lo que debía, al terminar de recibir la terapia, solo pensaba en llegar lo antes posible a casa para poder tumbarme, el sistema nervioso estaba organizándose, las vértebras colocándose, estructurándose, reaccionaba de formas muy distintas, dentro de mi cuerpo ardían fuegos de artificios de múltiples colores, todos hablaban a la vez, el ruido, ensordecedor.

El trayecto del centro de terapias a casa era de 10 minutos, algunos días tardaba 30, entonces se antojaba la vida lenta y el tiempo inexistente, largo e interminable recorrido, cumbre de una enorme montaña, visualizaba el Himalaya.

El dolor físico, lentamente se marchaba, y las vidas pasadas lo acompañaban.

Al cabo de los doce meses, aumenté las sesiones, empecé a tomar dos sesiones de 40 minutos cada una, el cuerpo reaccionaba estupendamente, a los catorce meses, fueron tres sesiones, como en cada centro no se puede tomar más de una sesión, yo no hacía otra cosa en todo el día, de un centro a otro hasta completar éstas tres sesiones.

Las cervicales se colocaron a los 6 meses, dando paso a la colocación de la siguiente serie de vértebras, dorsales, lumbares, sacro y coxis, toda la columna vertebral ha tomado de nuevo posiciones, recolocada, (2 años) como quien vuelve a nacer, con las vértebras en la posición más optima para su mejor funcionamiento.

Abertura, expansión de las percepciones espirituales, equilibrio, armonía en el todo y con el todo. Curación y Sanación. Pureza interior

Durante 2 años, mientras acudía día tras día a mis sesiones, he podido conocer innumerables casos de personas enfermas de la columna vertebral, hernias de disco de todos los tamaños y formas, escoliosis, cifosis, discopatía cervicales, dorsales, lumbares etc., depresiones, angustias, problemas de salud de variadas índoles.

Todas y cada una de las personas a las que pude conocer, mejoraron, sanaron o aliviaron su dolor, con fuerza de voluntad, esfuerzo y dolor de aquel cuyo propósito es la curación.

Mi vida se desarrolla a la inversa de lo natural, (como lo hicieron las cervicales), uno nace sano y fuerte y a medida que transcurre el tiempo, envejece, dando paso a los problemas de salud, bella dicotomía la mía, nací con dolor y con una salud cuestionable, con el transcurrir del tiempo, recuperada la salud, curada por completo, desaparecido el dolor en su mayor parte, cada segundo que transcurre, mi cuerpo adquiere mayor fortaleza. Risas y Cantos. Diversidad en el humano.

Desde niña, sometí el cuerpo a los estiramientos más extraños, cualquier ocasión, circunstancia o instrumento era bueno para estirarse, doblemente consciente de la disminución de dolor que el hacerlo me proporcionaba.

En la actualidad, estudio un profesorado de Yoga, la perfecta colocación de mis vértebras permite la realización de las bellas Asanas (posturas) que el yoga nos brinda.

Existen muchas personas cualificadas, verdaderos profesionales de estas medicinas naturales, cuyas manos curan, que practican con entero amor estas terapias, recurran a ellos, pues si bien es cierto que yo recuperé la salud gracias a estas terapias en último término ustedes también pueden hacerlo. Son excelentes para problemas de columna vertebrar e infinitud de enfermedades más.

Lean atentamente lo expuesto en cada una de estas hojas, busquen alternativas naturales para sus enfermedades, acompañen la mente con esperanza e ilusión, no importa que su cuerpo esté enfermo, si su mente no lo está, será el gran apoyo que les ayudará a conseguirlo.

El equilibrio puede encontrarse en mente- cuerpo en partes proporcionales, ahora bien, la existencia de una mente equilibrada y un cuerpo desequilibrado es de un gran valor, una mente equilibrada aportará la proporción de equilibrio a la parte física que carece de ello, ayudando a recuperar una mayor salud-equilibrante a la parte física que lo necesite, no duden esto ni por un momento.

Mantengan fortaleza de espíritu ante las más grandes adversidades, tegan fe en ustedes mismos, sientan la energía de luz que se hace presente *en los momentos difíciles, y ayudaran a la sanación de su mente- cuerpo-espíritu. Confianza en sus capacidades, en el diálogo con sus células, en la escucha respetuosa hacia su interior, encuentren el camino por ustedes mismos, y les aseguro que la sanación rozará sus cuerpos para vivir dentro de ellos, acompañada de un hermoso ramo de flores con multitud de fragantes olores y colores. Suerte.*

OM SHANTI HARI OM

CAPITULO I

QUIROPRAXIA

ORIGEN - HISTORIA

En China (Kong Fou) se han encontrado escritos sobre la manipulación de articulaciones, estos datan de 2000 años A.C., escritos jeroglíficos en Egipto, en Europa, Hipócrates siglo II A.C. ya tiene escritos sobre manipulaciones.

Ciudad de Davenport, Año 1895 en Iowa (EEUU), Dr. Daniel David Palmer examina a un trabajador suyo, personal de servicio, el Sr. Harvey Lillard, sordo desde hace 17 años, se percató de que su columna a la altura del cuello presentaba un grosor anormal, consideró la posibilidad de que esta anomalía del cuello pudiera tener relación con la sordera, ajustó manualmente sus vértebras, éste volvió a recuperar su oído transcurridos unos días.

Posteriormente recibió a un paciente con trastornos cardiacos que no experimentaba mejoría, pensó que si se preocupaba de las vértebras más cercanas y relacionadas al corazón, el resultado sería positivo. Realizó la maniobra y el paciente fue curado en el momento.

Estos experimentos desataron una serie de investigaciones que dio lugar al nacimiento de la Quiropráctica – del Griego Quiropráxia- hacer el bien con las manos.

Años más tarde, conoce al Sr. Paul Caster, curandero internacional, junto a él amplió considerablemente sus conocimientos. Tras diez años de estudios e investigación de la columna vertebral y nervios relacionados, llegó a la conclusión de la "Subluxación Vertebral", convirtiendo la quiropraxia en ciencia, arte y filosofía.

Su hijo, Daniel Palmer fundó su primera escuela de quiropráctica en Davenport, en 1895. Este mismo año W.C. Roentgen inventó el aparato de rayos X, del que se sirvieron los quiroprácticos para sus terapias.

SUTIL ESENCIA DE LA QUIROPRAXIA

David Palmer postuló: La columna vertebral es el emplazamiento de la **"Corriente Vital"** por tanto esta zona es el **"eje de la vida"**. Cualquier enfermedad en último término, tiene su origen en algún desequilibrio de la columna vertebral.

PRINCIPIOS DE LA QUIROPRAXIA

Desde la Médula espinal el flujo nervioso y la misma corriente vital llegan hasta las distintas periferias del cuerpo. Todo flujo nervioso empieza aquí y los nervios espinales en forma de cables conductores lo transportan hasta los mismos órganos.

Cuando un órgano enferma, no le llega correctamente el flujo nervioso ni la misma corriente vital, hay que ver entonces, que zona de la columna vertebral depende del órgano enfermo y manipular la zona raquídea correspondiente.

Todos los órganos y partes del cuerpo, se corresponden con la columna vertebral, la manipulación hay que llevarla a cabo con esa correspondencia y de un modo cariñosamente especial.

La columna vertebral es un todo, responderá ante una lesión como un todo y por consiguiente hay que tratarla como un todo y no a partes.

Cada columna vertebral es diferente, cada lesión o alteración es diferente, masaje, movilización y manipulación es quiropraxia.

El hombre es una máquina movida por una fuerza natural que recorre todo el cuerpo mediante el sistema nervioso. La distribución de este flujo puede estar perturbada por bloqueos vertebrales, que juegan un papel primordial en la etiología de las enfermedades y representan incluso la causa única del desencadenamiento de las enfermedades.

Tiene como finalidad corregir las alteraciones mecánicas de las articulaciones vertebrales y periféricas del cuerpo.

Cuando la movilidad de nuestra columna vertebral queda afectada por un traumatismo, posturas incorrectas se produce un bloqueo que puede producir desde una ligera molestia a una hernia de disco acompañada de gran dolor si afecta al nervio.

Mediante la manipulación se puede liberar la articulación de su estado de fijación devolviéndole el movimiento y normalizando su función.

Por medio de manipulación manual, se encarga ya sean vértebras o articulaciones de huesos largos, colocar las mismas en posición original, que es la más óptima.

Se requiere aplicar una presión determinada a una velocidad determinada y con un ángulo determinado, para que el ajuste sea correcto.

Vía ascendente: información que va desde la articulación, al cerebro encargándose de que el resto de movimientos y posiciones, músculos, ligamentos, vértebras otras y demás estructuras que mantienen el eje central del cuerpo en su lugar se adapten a la nueva situación y compensen el equilibrio (con todo lo que esto supone).

Vía descendente, información que va de la columna vertebral a través de los nervios dirigiéndose a la parte del cuerpo que le corresponde inervar, o sea un grupo de estructuras músculo-tendinosas y a uno o varios órganos.

Este último, es una información a tener en cuenta, ya que todos los órganos vitales reciben mucha información de nervios que proceden de la médula ósea. Si uno de estos nervios que salen de la Médula ósea está alterado, se alterará la información que llega al órgano, y eso conlleva una serie de consecuencias más o menos importantes, dependiendo del grado de afectación del nervio y del órgano afectado pudiendo ser pulmón, hígado, bazo, riñón.

Hemos de tener en cuenta que la columna vertebral es un conjunto de articulaciones encadenadas (cuando una se mueve lo hacen todas), cuando una de éstas vértebras está desplazada provoca que el resto de las otras vértebras ya no puedan moverse de igual manera haciendo que todas las estructuras musculares y ligamentosas que les rodean, alteren su estado normal, ya sea con distensión, inflamación etc.

SUBLUXACIÓN

El aspecto más característico de la Quiropraxia es la corrección de las subluxaciones de los segmentos vertebrales y pélvicos mediante actuaciones específicas y predeterminadas.

La Subluxación vertebral, consiste en una alteración de las relaciones entre dos vértebras de la columna, donde uno de los segmentos ha perdido su movilidad pudiendo dar lugar a irritación de los nervios espinales que salen entre dos vértebras a esa altura de la columna.

La forma más simple de definirla seria: "Vértebra que no se encuentra en su posición normal o que no se mueve correctamente dentro de su radio normal de acción, por lo que irrita o presiona al nervio, produciendo muy frecuentemente inflamación y dolor."

Pero no solo produce inflamación y dolor...

Los **nervios** regulan todas las funciones de nuestro cuerpo incluido los procesos automáticos internos como respirar o sudar y los procesos de los órganos internos: latidos del corazón, digestión, excreción, regulación del abastecimiento del sangre y muchas otras cosas., todos estos nervios tienen su origen en la columna vertebral.

Es muy fácil de entender que cuando una subluxación afecta una vértebra se puede afectar al nervio que viene de esta vértebra, al cuerpo entero y a la salud, que depende de una buena conducción nerviosa.

Estos nervios inervan los órganos de las diversas regiones del cuerpo, de lo que se deduce la suma importancia que han de tener, pues si el nervio *sale oprimido del agujero vertebral llamado de conjunción, no efectuarán sus ramas la normal iteración de los órganos de la región o zona correspondiente, pues no llegará la corriente nerviosa para inervar el órgano.*

Ese "paso forzado" de la información nerviosa ocasionado por la presión de ese disco intervertebral.

Eso señores, es una subluxación.

Y ahora ¿Qué órganos o funciones vitales podrían quedar maltrechos en relación con un pinzamiento o subluxación o deslizamiento de disco?

Para detallar estas relaciones entre órganos dañados, funciones orgánicas disminuidas y lesiones vertebrales, acudiremos a la famosa "Anatomía de Gray", maravilloso tratado de medicina, Atlas del cuerpo humano con más de 150 años de vida, la biblia de los médicos.

Anatomía de Gray' fue todo un hito desde su primera edición, publicada en 1858. **Henry Gray tenía 25 años cuando se le ocurrió elaborar un manual de anatomía.**

Gray le propuso a otro colega con dotes artísticas, Henry Carter (hijo y hermano de acuarelistas), que le ayudase en la preparación del manual. Durante 18 meses, los jóvenes cirujanos trabajaron en el libro: **juntos diseccionaban cuerpos y, mientras Gray tomaba notas, Carter hacía las ilustraciones.**

En agosto de 1858 se publicó la 'Anatomía Descriptiva y Quirúrgica' de Gray y Carter.

Sólo de aquella primera edición se vendieron 2.000 ejemplares. *No ha dejado de publicarse desde entonces. Incluso existe una edición de bolsillo y una en castellano. En 2004, la editorial Elsevier publicó la 39ª edición.*

Veamos:

RELACION DE DAÑOS ORGANICOS SEGUN DAÑOS VERTEBRALES:

CERVICALES (son 7): Controlan...

C1 - RIEGO SANGUINEO DE LA CABEZA, GLANDULA PITUITARIA, CUERO CABELLUDO, HUESOS DEL ROSTRO, CEREBRO, OIDO MEDIO E INTERNO, OJOS, NERVIOS DEL SISTEMA SIMPATICO.

C2 - OJOS, NERVIOS OPTICOS, NERVIOS AUDITIVOS, SENOS DEL CRANEO, HUESOS MASTOIDES, LENGUA, FRENTE, CORAZON.

C3 - MEJILLAS, OIDO EXTERNO, ROSTRO, DIENTES, NERVIO TRIGEMINO O TRIFACIAL, PULMONES.

C4 - NARIZ, LABIOS, BOCA, TROMPA DE EUSTAQUIO, MEMBRANA MUCOSA, PULMONES.

C5 - CUERDAS VOCALES, GLANDULAS DEL CUELLO, FARINGE.

C6 - MUSCULOS DEL CUELLO, HOMBRO, AMIGDALAS, PLEXO BRAQUIAL.

C7 - GLANDULA TIROIDES, BURSA DE LOS HOMBROS, CODOS, PLEXO BRAQUIAL.

DORSALES O TORACICAS (son 12): Controlan...

T1 - BRAZOS (DE CODOS HACIA ABAJO:MUÑECAS, DEDOS, ETC), ESOFAGO Y TRAQUEA, CORAZON, PLEXO BRAQUIAL.

T2 - CORAZON (INCLUIDAS SUS VALVULAS), ARTERIAS CORONARIAS, PULMONES, BRONQUIOS, PLEXO BRAQUIAL.

T3 - PULMONES, BRONQUIOS, PECHO, CORAZON, PLEURA.

T4 - VESICULA BILIAR, CONDUCTO TORACICO, CORAZON, PULMON, BRONQUIOS.

T5 - HIGADO, PLEXO SOLAR, CIRCULACION GENERAL, CORAZON, ESÓFAGO, ESTOMAGO.

T6 - ESTOMAGO, ESOFAGO, PERINEO, DUODENO.

T7 - PANCREAS, DUODENO,ESTOMAGO,HIGADO, BAZO, VESICULA BILIAR, PERITONEO.

T8 -BAZO, ESTOMAGO, HIGADO, PANCREAS, VESICULA BILIAR, CORTEZA SUPRARRENAL (GLANDULA SUPRARRENAL), INTESTINO DELGADO, PÍLORO.

T9 - CORTEZA SUPRARRENAL (GLANDULA SUPRARRENAL), PANCREAS, BAZO, VESICULA BILIAR, OVARIO, UTERO, INTESTINO DELGADO.

T10 - RIÑONES, APENDICE, TESTICULOS, OVARIOS, UTERO, CORTEZA SUPRARRENAL, BAZO, PANCREAS, COLON O INTESTINO GRUESO.

T11 - RIÑONES, URETERES, COLON O INTESTINO GRUESO, VEJIGA URINARIA, MEDULA SUPRARRENAL (GLANDULA SUPRARRENAL), CORTEZA SUPRARRENAL, UTERO, OVARIOS, VALVULA ILEOCECAL.

T12 - INTESTINO DELGADO, CIRCULACION LINFATICA, COLON O INTESTINO GRUESO, VEJIGA URINARIA, UTERO, RIÑONES, VALVULA ILEOCECAL.

LUMBARES (son 5): Controlan...

L1 - COLON O INTESTINO GRUESO, ANILLOS INGUINALES, UTERO.

L2 - APENDICE, ABDOMEN, PARTE SUPERIOR DE LAS PIERNAS, VEJIGA URINARIA.

L3 - ORGANOS SEXUALES, VEJIGA URINARIA, UTERO, RODILLAS, PROSTATA, COLON O INTESTINO GRUESO.

L4 - PROSTATA, MUSCULOS DEL BAJOVIENTRE, NERVIO CIATICO, PLEXO SACRAL.

L5 – PARTE BAJA DE LAS PIERNAS, TOBILLOS, PIES, PROSTATA, PLEXO SACRAL.

-SACRO: Controla...

-HUESO DE LA CADERA, NALGAS, RECTO, ORGANOS SEXUALES, GENITALES, VEJIGA URINARIA, URETER, PROSTATA.

-COCCIX: Controla...

-RECTO Y ANO

EL SISTEMA NERVIOSO

El sistema nervioso puede dividirse en dos partes principales (partes que trabajan juntas con una finalidad concreta) y en acción integrada.

-Sistema Nervioso Central que forman parte el cerebro y la médula espinal, encerrada en el canal vertebral.

-Sistema Nervioso Autónomo o vegetativo, constituido por ganglios y nervios que salen de la Médula espinal, conocido también como sistema involuntario.

Es conveniente en cualquier postura tratar de mantener cuello y espalda alineados y planos, evitando la acentuación de la curvatura de la parte inferior de la espalda, por ejemplo flexionando las piernas.

En la medida en que rige las funciones sobre las que no ejercemos control directo y consciente, como las del corazón, estómago y el intestino, el sistema nervioso autónomo se divide a su vez en simpático y parasimpático.

Ambas partes se diferencian morfológicamente entre si y son en gran parte fisiológicamente antagonistas.

El sistema nervioso simpático está conectado con el sistema nervioso central a través de los segmentos dorsales y lumbares superiores de la columna vertebral.

El sistema nervioso parasimpático está conectado con el sistema nervioso central a través de una serie de nervios craneales y a través de segmentos sacros de la médula espinal.

Ambos sistemas, simpático y parasimpático, inervan numerosos órganos, en esta doble inervación, generalmente los dos sistemas son fisiológicamente antagonistas, por ejemplo cuando los nervios que salen entre la quinta y sexta vértebra dorsal están irritados, y envían un exceso de señales nerviosas en dirección al estómago, se produce una disminución en la producción de jugos gástricos, en consecuencia es necesario mantener un cuidadoso equilibrio entre los impulsos del sistema simpático y parasimpático con objeto de mantener equilibrio fisiológico general.

Queda así aclarada la razón por la que de la subluxación de una vértebra se puede deducir la existencia de una disfunción orgánica y viceversa.

LA QUIROPRAXIA ENTRE OTRAS, ESTA INDICADA PARA:

- Síndrome Barré, (debilidad progresiva muscular o parálisis)
- Fijaciones musculares, articulares y ligamentosas.
- Pierna corta.
- Debilidad muscular.
- Síndrome sacro ilíaco.
- Síndromes discales.
- Dolores de cabeza.
- Dolores cervicales, dorsales, lumbares.
- Vértigos.
- Zumbido de oídos.
- Hipertensión.
- Trastornos digestivos.
- Mejora la ciática.
- Asma
- Reglas dolorosas.
- Síndrome de colon irritable
- Fibromialgia (eliminando los dolores y la rigidez).

CONTRAINDICACIONES DE LA QUIROPRAXIA

- Fracturas, tumores o lesiones
- Dolencias de trastornos graves de circulación sanguínea
- Trastornos derivados de debilidad o enfermedad propia de los huesos **(osteoporosis, artritis reumatoide, cáncer de huesos, alteración del tejido óseo).**

QUIROPRAXIA EN ANIMALES.

Se puede practicar en cualquier animal vertebrado, más en animales domésticos, perros, gatos y caballos.

Podemos encontrar desplazamiento de vértebras cervicales o torácicas, lumbares, cadera, hombro, rodilla, rótula, carpos, tarsos, etc.

QUE SIENTE UN ANIMAL DESPUÉS DE UNA SESION DE QUIROPRAXIA

En caballos, cuando el ajuste quiropráctico es perfecto, el caballo mueve su boca como masticando chicle, síntoma de placer y sentir una sensación muy agradable.

El animal se sentía muy bloqueado e incómodo, al sentir su vértebra en una posición adecuada y las estructuras ligamentosas dejan de tener tensión y dolor, su cuello se relaja, bajan la cabeza y miran de lo más agradecido y placentero.

En una yegua joven, al pasearla después del ajuste quiropráctico, su paso al lado del entrenador cada vez era más alegre, expresando su cuerpo algo así como "que bien me siento, que suelta que voy, mmm..., que soltura la mía "guau", su paso cada vez más ligero y flotante y en la última vuelta dio un saltito de alegría primero y luego un salto enorme. Viva expresión de cómo se siente el cuerpo después de la Quiropraxia.

En lesiones crónicas, no se ajustan tan fácilmente y no todo es tan sencillo ya que todas las estructuras que rodean a la articulación o se relacionan con ellas tienen unas alteraciones necesitándose varias sesiones si es arreglable con quiropraxia.

Es probable que se dé el caso de que la causa que originó esa subluxación no se elimine, si la causa continúa el problema volverá a aparecer, mal trabajo, posturas incorrectas, en los caballos una mala silla de montar, arreos inadecuados, un trabajo inadecuado para ese animal en concreto.

Quiropraxia es la visión holística del organismo humano.

Ha de tenerse en cuenta que no existe parte alguna del organismo a la que no llegue una densa red de fibras nerviosas que parten del cerebro y de la médula espinal y que, constituyendo los nervios craneales y los espinales, salen del cráneo y de la columna vertebral para distribuirse a todos los compartimentos orgánicos. Precisamente a través de esta red se distribuye la fuerza vital, así en los traumatismos de la médula espinal, región hacia la cual se dirigen las fibras nerviosas que nacen en la región medular afectada, no sólo experimenta un proceso de parálisis sino de irremediable atrofia.

Afecciones menos graves de los nervios pueden dar lugar a disfunciones de órganos y tejidos inervados por ello.

CAPITULO II

ACUPRESIÓN

HISTORIA

Hace 5000 años que la acupresión se utiliza como técnica curativa y dispone de muchas formas, teorías y métodos, es considerada la predecesora de la acupuntura, de hecho muchos acupuntores la utilizan o combinan con la acupuntura

El primer texto que describe el tacto como modalidad curativa es el HUANG DI NEI JING (clásico de medicina interna del emperador amarillo), en él consta junto a la acupuntura con agujas, el uso de dietas, hierbas y moxa, explicación detallada sobre los sistemas de elementos con relación a nosotros humanos, tiempo, estaciones y clima así como de los desequilibrios internos que ejercen influencia en nuestro bienestar general.

Detalla el concepto de globalidad y las teorías fundamentales de la medicina tradicional china, la teoría del YIN y YANG y la de los cinco elementos y cinco movimientos.

Se cree que la acupresión nació en la India y luego fue extendida a China, Egipto y Asia por los monjes Budistas.

Existía la peculiar creencia de que los combatientes que regresaban de la guerra con heridas de lanza o flecha se curarían poco a poco de otros malestares y enfermedades a medida que sus heridas sanaran, sin que la localización de la herida guardase ninguna relación con el órgano o parte del cuerpo afectado que se recuperaba.

La acupresión o acupuntura es equilibrio de energía.

LA ENERGÍA

La medicina occidental posee complejos conocimientos de anatomía, de la amplia química y bioquímica del cuerpo, incluso a niveles microscópicos, pero, en cambio conoce muy poco de lo que realmente la hace funcionar, es la medicina oriental, quien ha dedicado su máxima atención a este estudio, hasta el punto de que la energía vital, lo que los chinos llaman (QI) CHI, es uno de los conceptos fundamentales del pensamiento chino, y con esa expresión designan la fuerza invisible existente, el movimiento, hasta niveles esotéricos.

El CHI del cuerpo humano es el producto de la respiración y la alimentación, que el estómago y el bazo extraen de la comida y el agua, y los pulmones del aire.

El CHI de la verdad está en el origen de todo. El CHI del cielo penetra a través de la nariz, controlado por la tráquea; el CHI del agua y del alimento entra en el estómago, controlado por el esófago. El CHI de un cielo anterior (prenatal) alimenta el feto; el recién nacido se llena de CHI de un cielo posterior (postnatal).

La raíz de la vida, del nacimiento y del cambio está en el CHI.

El CHI activa todos los procesos del cuerpo: la incesante circulación de la sangre, la distribución de los fluidos en la piel, la carne, las articulaciones y la médula de los huesos, la lubricación del tubo digestivo, el sudor, la orina, etc.

Para los antiguos, el CHI, la energía vital, era la piedra angular de la teoría de la Acupuntura. Los chinos consideraban que el CHI fluía por los meridianos, tal como el agua corre por el eje del río o un impulso nervioso por un nervio. Los meridianos y sus ramificaciones irrigaban, como un río, todo el organismo.

Los chinos distinguen dos clases de energía: la energía **Yin y la Yang**. La **Yin** es la energía mínima, representada por el interior, el frío, la noche, el agua, lo femenino, la enfermedad crónica, el pesimismo, la intimidad, presente en la sangre y en el interior del cuerpo humano. **Yang** es la energía máxima, representada por el calor, el fuego, el movimiento, el verano, lo externo, la fiebre, el optimismo, la arrogancia, el desenfado, se pueden subdividir aún más, según el **Yin** y el **Yang**. Por ejemplo, el tiempo se puede dividir en día (**yang**) y noche (**yin**), pero a su vez el día se puede subdividir en mañana (**yang**) y tarde (**yin**). De forma similar, la Luna es **yin**, pero la luz de la Luna se considera **yang**, cuando se compara con la oscuridad nocturna a su alrededor.

Todas las cosas poseen ambas vertientes. La energía se manifiesta tanto en el cuerpo como en todo el cosmos. No puede existir la una sin la otra.

LOS CINCO ELEMENTOS

Los elementos en la doctrina china son fuerzas o tendencias, es decir, elementos energéticos y **no materiales, que deciden por sus relaciones recíprocas los acontecimientos en el marco y** en el microcosmos.

El **yin** y el **yang** también se representan en los cinco elementos, que, según la creencia china, integran todas las formas de vida. Así mismo, entre estos cinco elementos (el agua, la madera, el fuego, la tierra y el metal) existe una interacción en forma de un ciclo dinámico de apoyo y oposición. El agua ayuda a la madera, por ejemplo, ya que el agua hace crecer los árboles, pero también destruye y apaga el fuego.

Los cinco elementos se asocian con las estaciones del año, con los colores, con los órganos internos, con los gustos e incluso con las emociones. La madera, por ejemplo, se asocia con la primavera, con el color verde, con el hígado, con el sabor agrio y con el disgusto.

El Qi humano puede clasificarse de acuerdo con los cinco elementos y usarse para determinar tanto el estado de salud como el de enfermedad. Una persona con un exceso de energía de madera se muestra irascible y está más expuesta a enfermar del hígado, mientras que otra con carencia de energía de agua padece de piel seca y manos y pies calientes. Un buen equilibrio entre los cinco elementos significa un buen estado de salud y una armonía mental.

El **yin** y el **yang** también regulan nuestro cuerpo, por lo que es importante que vivamos en armonía y no en conflicto con las energías naturales del mundo. Esto incluye la adaptación de nuestros niveles de actividad a las estaciones del año y a consumir alimentos que posean las características adecuadas para nuestra constitución.

La naturaleza se equilibra sola y en ocasiones necesita de terremotos, tifones, etc. Para destruir las cristalizaciones de las formas de pensamientos negativos de conjunto de personas.

Toda causa que genera un desequilibrio en la armonía u orden Universal, tiene que ser compensada con un efecto que responda al equilibrio perturbado.

Estas dos fuerzas contrarias forman parte de un todo indivisible y de cuyo equilibrio perfecto depende el equilibrio de toda la existencia. Esa perfección del equilibrio es lo que los chinos llaman el Tao.

Tabla de los cinco elementos:

ELEMENTO	MADERA	FUEGO	TIERRA	METAL	AGUA
PLANETA	Júpiter	Marte	Saturno	Venus	Mercurio
DIRECCIÓN	Este	Sur	Centro	Oeste	Norte
ESTACIÓN	Primavera	Verano	Canícula	Otoño	Invierno
ORGANO	Hígado	Corazón	Bazo	Pulmón	Riñón
VISCERA	Ves. Biliar	Int. Delgado	Estómago	Int. Grueso	Vejiga
CLIMA PERVERSO	Ventoso	Cálido	Húmedo	Seco	Frío
COLOR	Verde	Rojo	Amarillo	Blanco	Negro
NOTA MUSICAL	Do	La	Mi	Re	Sol
SENTIDO	Vista	Palabra	Gusto	Olfato	Audición
NUTRE A	Músculos uñas	Pulso tez	Tej. Conjuntivo-labios	Piel Vello	Huesos cabellos
HUMOR	Lágrimas	Sudor	Saliva	Moco	Esputos
SABOR	Ácido	Amargo	Dulce	Picante	Salado
OLOR	Rancio	Quemado	Perfumado	Cáneo	Pútrido
ASPECTOS PSIQUICOS	Hum	Shim	I	Po	Tsching
VALORES PSIQUICOS	Espíritu	Conciencia	Ideas	Espíritus Animales	Voluntad Ambición
EMOCIONES	Cólera	Alegría	Obsesión	Tristeza	Miedo
ENERGÍA DINÁMICA	Sangre	Energía psíquica	Energía física	Energía Vital	Voluntad
EXPRESIÓN	Grito	Risa	Canto	Sollozo	Gemido
ALIMENTOS	Mijo	Trigo	Centeno	Arroz	Guisante
ESFUERZO EXCESIVO	Abuso Ocultar	Abuso caminando	Abuso sentado	Abuso acostado	Abuso parada

Cuando se hayan comprendido las relaciones de elementos y órganos, sabremos que el hígado es la madre del corazón, que éste es madre del bazo; **el bazo madre del pulmón; el pulmón madre del riñón, y éste, madre del hígado. También que el hígado domina al bazo, el bazo d**omina al riñón, el riñón domina al corazón, el corazón domina al pulmón y el pulmón domina al hígado.

La Ley de la dominancia dice que cada elemento domina, frenando el desarrollo del elemento hijo del hijo, es decir, de su elemento nieto. Así, la Madera domina a la Tierra (las raíces la penetran), la Tierra al Agua (la absorbe), el Agua al Fuego (lo apaga), el Fuego al Metal (lo funde), el Metal a la Madera (el hacha abate al árbol).

Los elementos, simultáneamente, generando y frenando al mismo tiempo, son los que mantienen el equilibrio entre sí, dando lugar a la formación del Tao, que es el perfecto equilibrio del Yin (fuerza mínima, interna) y el Yang (fuerza máxima, externa).

Estas relaciones son tan importantes que las reglas de tonificación y sedación se deducen de las mismas. Dichas relaciones son las siguientes:

La tonificación de la madre tonifica al hijo (si se tonifica el hígado se tonifica el corazón). Sedando al hijo se seda a la madre (si se seda el corazón se seda el hígado). Por otra parte, tonificando al dominante se seda el dominado (tonificando el hígado se seda el bazo). La sedación del dominante, por el contrario, tonifica al dominado (sedando el hígado se tonifica el bazo).

MERIDIANOS

Los meridianos son conductos-canales, calles- por donde circula incesantemente la energía YIN o YANG. La obstrucción de uno de estos conductos- mal llamados meridanos- da origen a la enfermedad según la milenaria ciencia china.

El cuerpo humano tiene doce meridianos-bilaterales-a cada lado, con doce vasos de unión también a cada lado y ocho vasos irregulares o canales. De los doce meridianos, diez están conectados a los órganos principales por medio de ramificaciones del sistema nervioso simpático.

Situaremos los meridianos en el orden del reloj (temporal chino). Cada meridiano tiene su "pico" de energía a lo largo de 24 horas, es yin o yang, va asociado a un elemento en particular y posee una dirección de flujo de energía.

El orden es el siguiente: Pulmón- I.Grueso-Estómago- Bazo-Páncreas-Corazón-I.Delgado- Vejiga- Riñones- Maestro de corazón o pericardio- Triple Calentador o Tríceps- Vesícula- Hígado, para enlazar de nuevo con el Pulmón, iniciando así los sucesivos ciclos.

Está comprobado que cada órgano recibe una onda de energía que dura dos horas, pasando a una gradual debilitación después. Por eso es recomendable, para conseguir óptimos resultados, <u>tonificar</u> en las dos horas siguientes a las de máxima energía del meridiano correspondiente, para <u>dispersar</u> en las dos horas de máxima energía en el meridiano.

Los antiguos médicos Chinos descubrieron un hecho hoy confirmado totalmente: existen unos puntos en la piel que se hacen espontáneamente dolorosos o que duelen cuando se les presiona. Este dolor, en zonas bien delimitadas, puede estar en relación con la existencia de una enfermedad de los órganos internos o ser la expresión, en la superficie del cuerpo, de un trastorno de músculos, tendones o articulaciones. Por regla general estos puntos se hacen insensibles, es decir, retornan a la normalidad una vez curada la enfermedad o el trastorno que originó su dolor.

Todo obstáculo en la libre circulación de la energía determina un desborde del meridiano correspondiente dando lugar al dolor.

La medicina Tradicional china comprende que **"Tonificar"** son aquellos puntos que al ser estimulados aumentan el canal de energía en el meridiano y la función del órgano correspondiente, completar la insuficiencia de la materia del cuerpo, aumentar las funciones del organismo del cuerpo. **"Dispersar"** o sedar tiene función opuesta a la anterior, pues al ser estimulados disminuye el caudal de energía en el meridiano y la función del órgano correspondiente, quitar los factores patógenos que vienen desde fuera o por sí mismos y reprimir la hiperfunción de los órganos internos. Son dos tratamientos opuestos pero por ello se favorecen.

ORGANO	MAX.ENERGÍA	P. TONIFICAR	P. DISPERSAR
PULMON	3 a 5 mañana	9 Pulmón	5 Pulmón
I. GRUESO	5 a 7 mañana	11 I.G	2 I.G.
ESTÓMAGO	7 a 9 mañana	41 E	45 E
BAZO-PANCREAS	9 a 11 mañana	2 B-P	5 B-P
CORAZÓN	11 a 1 tarde	C 9	7 C
I. DELGADO	1 a 3 tarde	3 ID	8 ID
VEJIGA	3 a 5 tarde	67 V	65 V
RIÑON	5 a 7 tarde	R 7	R 2
M.V.-PERICARDIO	7 a 9 tarde	9 MC	7 MC
TRICEPS	9 a 11 tarde	TR 3	TR 10
VESÍCULA BILIAR	11 a 1 mañana	VB 43	VB 38
HIGADO	1 a 3 mañana	H 8	H 2

La acupresión se puede practicar mediante masaje manual, **v**entosas o terapia por vacío, **a**gujas, **v**ariación térmica, **u**ltrasonido, **a**cupuntura, **e**lectro acupuntura, **i**mplantación, **l**áser puntura, **m**artillo de siete puntas, **fi**toterapia, **d**ieto terapia , **pero** inicialmente los chinos lo hacían con piedras afiladas, maderas, espinas de peces, etc.

Los métodos para la aplicación de los estímulos, varían de modo considerable, desde el más sencillo como la aplicación de la presión digital hasta al más complejo método contemporáneo por la estimulación electrónica o electromagnética, donde variables tales como forma de onda, amplitud, frecuencia y patrones de estímulos pueden ser ajustados para lograr resultados diferentes.

LA ACUPRESION ESTA INDICADA ENTRE OTROS

Dolores de cabeza crónicos, herpes, artrosis, artritis, reumatismo, estreñimiento, colon irritable, hipertensión, asma, resfriado, gripe, bronquitis, dolor de garganta, parálisis facial, depresión, epilepsia, neuralgias, ciática, dolor de espalda, tendinitis, rigidez de la nuca, luxaciones, vértigo, neuralgia del trigémino, apoplejía, colitis crónica, diarrea crónica, indigestiones, hemorroides, diabetes, ansiedad, estrés, insomnio, hepatitis, sinusitis, sordera, zumbidos en los oídos, problemas de la visión, alergias, impotencia, trastornos menstruales (dolor, atraso o adelanto de la menstruación) infertilidad, eczema acné, y un largo etcétera, lo que pone de manifiesto su eficacia terapéutica

CONTRAINDICACIONES Y PRECAUCIONES EN ACUPRESION.

Punciones fuera de puntos acupunturales. Hinchazones. Embarazos. Fatiga. Intoxicaciones. Mientras se permanezca en digestión. Cardiacos sin previo examen. Niños en determinados puntos craneales como la Fontanela. Debilidad del paciente. Embriaguez.

TERAPIA ZONAL, REFLEJOS

Aunque el uso y práctica de las zonas energéticas es tan antiguo como la acupresión y está enraizado con firmeza en la medicinal oriental, la práctica moderna de la "Terapia Zonal" empezó con un otorrinolaringólogo estadounidense, el Dr. Willian Fitzgerald, el Dr. Fitzgerald descubrió que la intensidad del dolor que sus pacientes experimentaban después de la operación variaba de uno a otro.

Descubrió que los pacientes que habían llevado a cabo su propio tipo de acupresión o "terapia de los puntos dolorosos" lo pasaban mejor que aquellos que ignoraban tales procedimientos.

Lo investigó en profundidad y llegó a la conclusión de que el cuerpo humano puede dividirse en diez secciones iguales (cinco a cada lado del cuerpo), a lo largo de su plano vertical y de la cabeza a los pies. No están estas secciones solamente en la piel, sino que al parecer afectan asimismo los órganos subyacentes.

Una masajista estadounidense, Eunice Ingham, se interesó por los trabajos del Dr. Fitzgerald y centró sus esfuerzos en trazar un mapa de las zonas tanto verticales como horizontales de los pies, en lugar de valerse de puntos corporales. Inventó lo que es una de las principales escuelas de reflexología, la terapia zonal de los pies.

En un principio la terapia zonal se centraba en las articulaciones, sobre todo de manos y pies, y se valía de intensas presiones de hasta varios minutos de duración. Desde entonces ha evolucionado y se ha convertido en la variedad de reflexoterapia más utilizada del mundo occidental

La terapia zonal es un sistema de curación que conecta las diferentes secciones del cuerpo mediante invisibles líneas divisorias. La partición en diez zonas verticales se debe al número de dedos,, el pulgar, el dedo gordo del pie junto con la quinta parte interna del cuerpo.

En lo relativo al tratamiento por medio de los reflejos del pie, todo depende del tipo de trastorno músculo-esquelético que se esté tratando y de si es agudo o crónico.

En trastornos agudos, a menudo basta con poner el dedo sobre el punto reflejo asociado y sostenerlo hasta que remita el dolor. También ayuda si se puede poner un dedo de una mano en el área del cuerpo donde se sienta el dolor agudo y el mismo dedo de la otra mano en el reflejo asociado, con ello se refuerza el tratamiento, siendo una manera satisfactoria de aliviar el dolor y reducir los espasmos musculares.

REFLEJOS DEL CRÁNEO

Hace miles de años que se conoce la existencia de los reflejos del cráneo, varias terapias y disciplinas diferentes lo muestran, como el masaje de cabeza tibetano, acupuntura frenológica, la acupresión, acupuntura con uso de meridianos, masaje de cabeza indio, los puntos neurovasculares.

METODOS, TECNICA Y SENSIBILIDAD

Lo habitual en curación manual se realiza con las puntas y yemas de los dedos, con cierto uso de la mano en su conjunto y en ocasiones del borde cubital de las manos o incluso del codo. Hay seis formas diferentes de afectar el flujo de energía en un punto de acupuntura o meridiano-área.

Toque ligero en un punto
Toque profundo en un punto
Masaje suave en un punto
Masaje estimulante en un punto
Masaje ligero en un área o meridiano
Masaje estimulante en un área o meridiano

En todas estas técnicas de acupresión, la limpieza e higiene personal deben ser ejemplares.

VIII CONGRESO INTERNACIONAL DE LA FUNDACIÓN EUROPEA DE MEDICINA TRADICIONAL CHINA
-SIMPOSIO INTERNACIONAL DE ACUPUNTURA, MOXIBUSTIÓN Y MTC-
(Palacio Ferial y Congresos de Tarragona)

LOS RESULTADOS DE LA INVESTIGACIÓN CLÍNICA EN ACUPUNTURA
Dr. Carlo María Giovanardi
FISA-Italy

Entre los estudios sistemáticos publicados sobre la eficacia de acupuntura, los de la Biblioteca Cochrane destacan su eficacia en el tratamiento de dolor de cabeza idiopático (Melchart 2004), la artritis de rodilla (Ezzo 2001), dismenorrea (Proctor 2004) y el dolor lumbar durante el embarazo (Young 2004), de los problemas de esfuerzos laborales (Smith 2004) y del control del esfuerzo laboral (Smith 2003), en la náuseas y vómitos tras la quimioterapia (Ezzo 2006), en el dolor lumbar, (Furlan 2005), en el dolor cervical (Trinh 2006); la eficacia dudosa en el tratamiento de la parálisis de la Campana (He 2004), el asma crónica (McCarney 2004) y el codo de tenista (Green 2004) y la ineficacia en el tratamiento de artritis reumatoide (Casimiro 2004), dolor lumbar (Van Tulder 2004) y el síndrome de dolor patellofemoral (Crossley 2001), así como para dejar de fumar (White 2004).

En cuanto a otros estudios sistemáticos publicados después de 1997, la acupuntura ha sido descrita como eficaz en la náusea postoperatoria (el Sotavento 1999) y el dolor dental (Ernst 1998); prometedora en el tratamiento de infertilidad femenina, (White 2003), en la fibromialgia y en los puntos gatillo del síndrome miofacial (Holdcraft 2003) (Berman 1999) (Cummings 2001), el dolor subacromial (Johansson 2002) y el insomnio (Sok 2003).

Otras revisiones sistemáticas de RCTS han fallado en alcanzar conclusiones concluyentes en lo que concierne al dolor crónico (Ezzo 2000), fibromialgia (Sim 2002), dolor de la parte interna de la espalda (Cherkin 2003), la rehabilitación tras apoplegia (el Parque 2001) (Sze 2002), el asma (Martin 2002), la obesidad (Lacey 2003) y la disfunción temporomandibular conjunta (Ernst 1999). Un gran número de ensayos aleatorios clínicos independientes y supervisados también han sido publicados; el más reciente de éstos, digno de mención en términos de calidad e importancia es un estudio publicado en el BMJ sobre la eficacia de la acupuntura en el tratamiento del dolor crónico de cabeza (Vickers et Al 2004)

REGULACIÓN LÍMBICA CON TERAPIA ACUPUNTURAL EN LOS SÍNDROMES PSICÓGENOS

Juan Carlos López Wampercin.
SEEHNA- Spain

Cuando el sistema emocional, el Shen Mental, la armonía entre las distintas sensaciones psíquicas se desequilibran, ostentando alguna de ellas mayores títulos o por el contrario con mayores carencias que el resto dentro del Sistema, es cuando puede aparecer el conflicto; que si bien pudiera resolverse espontáneamente, pudiera necesitar de asistencia profesional.

La realidad apunta a que, sean o no motivos exógenos o endógenos, lo que si se produce es un estado anómalo interno en la relación y el aporte energético de los diferentes niveles y órganos del sistema, incapaces de sostener la situación y haciendo entrar a la persona en un estado de alteración anímica y psicológica, en estado energético de alteración del Shen mental.

Es sabido y reconocido que las amígdalas y el sistema límbico en su conjunto, juegan un papel esencial en todo el ámbito de las emociones, vinculadas al rinencéfalo y por tanto etimológicamente arraigada a las sensaciones y emociones más primarias y primitivas.

Poder controlar y regular un sistema alterado funcionalmente por múltiples causas, donde la bioenergética que adoctrina la Medicina Tradicional China tiene mucho que decir y que hacer, sin la intervención necesaria de apoyo psicológico reestructurador cognitivo o emocional, y mucho menos psicofarmacológico, es un arma esencial y vital para la resolución simple, rápida y duradera de muchas de las alteraciones psicógenas.

El estudio teórico y clínico bioenergético demuestra la eficacia de la acupuntura en los síndromes psicógenos, desde la regulación bioenergética en una intervención que se centra sobre el Shen Mental y con especial énfasis en la regulación del sistema amigdalino y límbico.

CAPITULO III

MOXIBUSTIÓN

Moxibustión es la suma de dos términos, moxa y combustión.

El uso de moxibustión como terapia consiste en aplicar calor sobre los puntos de acupuntura sirviéndose de una planta denominada Artemisa.

Se practica por los chinos desde hace ya bastante tiempo. También antiguamente en Egipto, en la época de los Faraones, se usaba la planta Artemisa, con la que se fabrica la moxa, mezclada con otras sustancias, como inhalación, laxante y fumigación.

Con esta planta se fabrican, una vez convertida en polvo, unos pequeños conos del tamaño de una lenteja, que se aplica sobre la aguja especialmente preparado para estos fines, verificando una lenta combustión, y que a través de las espirales de la aguja evita la incandescencia, logrando el efecto calorífico necesario, especialmente en pacientes que presentan un grado de insuficiencia debido al frío.

La medicina tradicional china para curar las enfermedades busca restablecer el equilibrio de las distintas energías que recorren el cuerpo humano. La patología se produce cuando alguna de estas energías se encuentra en exceso (plétora) o en defecto (insuficiencia).

La curación se logra cuando se consigue dispersar los excesos o tonificar sus defectos.

La moxibustión, constituye uno de los métodos principales para tonificar esta energía.

La aplicación de calor en estas zonas tonifica canales y soluciona su déficit de energía.

También se aplica en enfermedades crónicas, con pacientes de deficiencia Yang o bien para aquellos enfermos cuyo tratamiento con agujas normales fue ineficaz.

Con la Artemisa se fabrican igualmente una especie de cigarrillos para estimulaciones cutáneas colocando el cigarrillo sobre el punto elegido.

La Artemisa tiene un olor parecido al del eucalipto y cuando se quema produce un calor especial.

Es rica en proteínas, conteniendo sacos oleaginosos las células de las hojas y del tronco para aplicación externa o interna. Cuando es combustible su calor posee una termo energía.

Hay diversa variedad de especies de la planta Artemisa, pudiéndose hacer con ellas diferentes combinaciones de moxa destinadas a diversas formas de aplicación, tales como polvo fino de almizcle, de olibán y del ámbar gris.

ARTEMISA (Artemisa bulgaris)

La Artemisa es una planta tubuliflora, considerada como una especie de ajenjo, no solo morfológicamente sino también por sus propiedades medicinales.

Se cría en los setos y ribazos de la mitad septentrional del país, sobre todo en valles pirenaicos, le gusta crecer entre los escombros y como mala hierba, en las superficies sembradas de césped. Considerada como una de las plantas medicinales más antiguas del mundo.

Tiene una capa gruesa y un tallo rollizo, anguloso, con estrías, con o sin vello y más bien de color rojo.

Las hojas son verde oscuras en la cara superior y blancuzca en el reverso.

La Artemisa florece en verano.

De interés farmacéutico son las extremidades floridas, así como las hojas.

APLICACIÓN

Según diversos estudios, la planta es especialmente rica en un aceite esencial que está compuesto por eucalipto y tuyona principalmente.

También nos encontramos con resinas, murcílago y en las partes herbáceas se hallan pequeñas cantidades de adenina y colina, las hojas contienen vitaminas A, B y C.

Se reconocen propiedades tónicas y aperitivas parecidas a las del ajenjo, tiene también la facultad de provocar y regular la menstruación.

Las mujeres de la antigua Grecia conocían bien las virtudes de esta hierba, durante largos años se la atribuyeron propiedades abortivas.

Por último su acción desinfectante del tracto digestivo así como antiparasitario en general. Florece en verano. De interés son sus extremidades floridas.

Buen protector hepático, aromática, usada como condimento desde la antigüedad.

Debe su nombre a la Diosa Griega Artemisa, hermana gemela de Apolo y protectora de la familia femenina, naturaleza, partos y embarazos.

Presente en casi toda Europa.

Rica en esencia que contiene cíñelo, alcanfor y tuyona, además de flavonoides como el Querectósido, Cumarinas y Lactonas

Ayuda mejor a absorber los nutrientes de los alimentos que ingerimos, evita la aparición de nauseas, formación de gases, notable efecto protector sobre el hígado y la vesícula favoreciendo la secreción de bilis y eliminación de residuos tóxicos y resto de metales pesados.

Hay que recordar que la planta resulta tóxica en dosis elevadas.

El polen de artemisa puede producir alergia y su uso está desaconsejado en embarazadas.

.- Infusión. 30 g de hojas y flores secas se añaden a 1l. de agua hirviendo; se endulza con azúcar o miel y se toma una taza de la infusión por las mañanas.

Esta Formas de administración está especialmente recomendada en mujeres con menstruaciones difíciles; para ello se debe comenzar su administración 5-6 días antes del comienzo del periodo.

.- Polvo. Se mezcla una pequeña cantidad de polvo de la planta en cantidad doble de azúcar.

Para tomar 4 veces al día.

APLICACIÓN A DISTANCIA DE LA MOXIBUSTION

Cada zona del cuerpo obra sobre su contrapartida: por ejemplo, para una enfermedad en su punto álgido debe calentarse en la zona baja, pero si la enfermedad está localizada a la derecha, hay que calentar a la izquierda. Se produce con ello un transporte de energía a través de los lechos metaméricos, obteniéndose vías de comunicaciones energéticas. La acción sinergética se concibe entonces por asociación de varios órganos, de varios músculos, por el acoplamiento de una función o de un movimiento.

TECNICAS DE MOXIBUSTIÓN

Puede dividirse en dos apartados, moxibustión con conos y con puros.

-En la moxibustión con conos, se fabrican pequeñas bolitas o conos de la planta utilizada y se distribuyen por los puntos que hayamos elegido para el tratamiento, posteriormente los prendemos fuego y dejamos que se quemen con brasa.

Podemos colocar la Artemisa directamente sobre la piel sin que intermedie ninguna protección entre ambas. A este procedimiento le llamamos moxibustión directa. A veces es necesario llegar a producir una quemadura en la piel con la aparición incluso de una escara.

Si evitamos el contacto con la piel e interponemos, a modo de protección, una fina rodaja de ajo o jengibre, conseguiremos producir el efecto calor con la moxa, pero evitaremos quemar al paciente. Esta sería la moxibustión indirecta.

Otra forma de moxibustión indirecta sería insertar el cono de moxa en la cabeza de una aguja de acupuntura y una vez pinchada ésta sobre el cuerpo, prender fuego a la planta. Esta técnica recibe también el nombre de agujas templadas.

-La segunda forma es la moxibustión con puros, aquí usamos cilindros de Artemisa con forma de puros.

El terapeuta los acerca lentamente a la piel del enfermo, hasta lograr que sienta el calor en el punto. Se mantiene sobre el punto hasta que la sensación se hace dolorosa, se retira durante unos segundos y se vuelve a aproximar de la misma forma. Este proceso requiere entre 10 y 20 minutos de aplicación por punto a tratar.

La moxibustión es excelente sobre todo en zonas frías, procesos degenerativos, circulatorios, casos crónicos y faltos de fuerza, para ancianos, calambre, adormecimiento, falta de fuerza, dolores continuos, etc.

CAPITULO IV
ESTIRAMIENTO DE COLUMNA VERTEBRAL

Millones de años han transcurrido para que el "Homo Sapiens" se desarrollara en completa armonía junto con la columna vertebral y otros tantos años para poder utilizarla de forma vertical.

La verticalidad conseguida con la evolución nos lleva a generar una gran zona de tensión en la musculatura vinculada a la columna vertebral.

Durante la infancia y en tan solo un año conseguimos ponernos de pie. Durante la juventud, ni siquiera nos hacemos conscientes de la existencia de la columna vertebral, disfrutándola en su máximo esplendor, entrando en la etapa madura y en la senectud en la que la fuerza de gravedad se convierte en una pequeña tortura que fuerce a nuestro cuerpo a inclinarse hacia delante y perder altura, acercándonos así a la tierra, en un retornar al origen.

La columna vertebral es el árbol de la vida. De ella nacen todos los nervios que controlan todas las funciones motoras del cuerpo humano, sean voluntarias o autónomas.

Los 33 pares de nervios que salen de los forámenes intervertebrales deben estar totalmente sanos y libres de presiones o pinzamientos para que sea posible la correcta normalidad en todas las actividades orgánicas en el milagro de la vida.

La lectura vertebral es un sencillo ejercicio que nos ayudará a mantener las capacidades de nuestra columna. En primer lugar, en el movimiento de flexión, nos va a producir un estiramiento de toda la musculatura posterior de la espalda, especialmente de los músculos más relacionados con la columna (paravertebrales, sacrolumbar, etc.). Aportándonos, acto seguido, en la fase de inversión un cambio de polaridad en las tensiones y los soportes, ayudando así en el proceso de distensión y de relajación de la columna.

No olvidemos los beneficios de las inversiones en la circulación: mejor retorno venoso y linfático en los órganos internos (hígado, riñones, bazo, glándulas sexuales, etc.) y una activación de la circulación arterial en la cabeza u mejor oxigenación del cerebro y las glándulas que están por encima del corazón (timo, tiroides, hipófisis, etc.).

En la recuperación de la verticalidad, en la extensión, vamos a estimular la individualización de cadenas musculares que suelen estar viciadas por la repetición de los mismos movimientos. Así, bien ejecutada, la lectura vertebral nos proporcionará la fuerza que necesitamos en la musculatura lumbar, dorsal y cervical ya que actuaremos sobre ella en sentido más natural para mejorar su tono: relajación, estiramiento y tonificación.

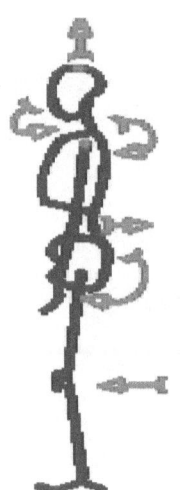

Para empezar, partimos de la postura anatómica. Colocando los pies paralelos, separándolos la misma amplitud que nuestras caderas (o un poco menos); las rodillas un poco flexionadas; la cadera un poco basculada hacia delante (estirando la zona lumbar y permitiendo la libertad diafragmática), hombros rotados hacia atrás (ligeramente); las palmas de las manos hacia delante y la barbilla apuntando hacia el pecho para permitir una buena proyección de la coronilla en sentido vertical.

El ejercicio consiste en ir permitiendo que nuestras vértebras se flexionen hacia delante de arriba abajo. Primero las cervicales, en una inclinación de la cabeza hacia delante, para continuar con las dorsales, lumbares, sacro y coxis. Hay que tener en cuenta la progresión vertebral e intentar individualizar cada una de las flexiones, así el movimiento es naturalmente lento. Es muy importante que los brazos cuelguen del cuerpo y que la fuerza de la gravedad les permita estirar la musculatura dorsal.

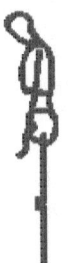 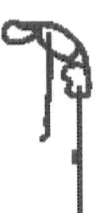 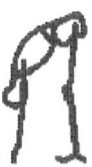

No es importante el llegar con las manos al suelo si esto ha de forzar la postura. Ante todo hemos de permitir a la gravedad que actúe sobre nuestro cuerpo ya que ello ayuda en gran manera a la relajación. Durante el proceso, la respiración ha de producirse de forma natural y es muy conveniente que sea la espiración la que conduzca el movimiento ya que es sí misma la espiración nos trae relajación. Cuando hayamos alcanzado la flexión total de la columna, va a ser la espiración la que nos permita ir un poquito más allá, ayudándonos a estirar la columna sin esfuerzo. Después de unas cuantas respiraciones podemos incorporarnos siguiendo el orden inverso a la flexión. Primero enderezaremos el coxis y el sacro y continuaremos con las vértebras lumbares (5ª, 4ª, 3ª, etc.), las dorsales y las cervicales. La subida ha de ser lenta, así evitaremos que el cambio de presión sanguínea, debido a la inversión, nos pueda producir mareos o vértigos.

MÉTODO DE REEDUCACION POSTURAL (RPG)

Un estudio Argentino acota los casos de dolor de espalda en los que es necesario realizar cirugía.

Los Autores han demostrado que un método de estiramiento de los músculos de la espalda es capaz de aliviar los grandes dolores que tratan trastornos como la hernia discal o la escoliosis, es el primero en mostrar efectividad significativa de un método de rehabilitación.

La terapia se conoce como Método de reeducación postural global (RPG) o de Souchard, procura la elongación de cadenas musculares (anterior y posterior) afectadas por rigidez, hipertono y retracción causada por patología cervical o lumbar. Este estiramiento se logra lento, suave y progresivamente trabajando toda la cadena muscular afectada en distintas posturas, (sentado, parado, acostado, con brazos separados o junto al cuerpo). Paradójicamente, trabajar un músculo individual puede empeorar el problema.

La postura de trabajo se elige al evaluar al paciente y observar en qué posición tiene mayor dolor de la zona afectada. Al tiempo que con distintas maniobras se logra el estiramiento isométrico del músculo (ejem. con la persona acostada se coloca una polea que toma la planta de los pies y se levantan las piernas progresivamente a medida que el paciente aumenta la tolerancia de la tracción, la terapeuta produce la llamada "de-coaptación" de la columna: manualmente ejerce tracción para "separar" las vértebras mientras se induce el estiramiento muscular, maniobra muy efectiva en la tracción del sacro.

Efectivo en grado sumo para enfermedades degenerativas, (espondilosis, artrosis, profusión de discos vertebrales, escoliosis.

Estol y su equipo en un estudio tomaron a un centenar de pacientes que padecían una hernia de disco (discal o estenosis [estrechamiento del canal de la columna que comprime las raíces nerviosas]) ocasionando dolor lumbar o cervical.

Además, la mayoría experimentaba una limitación moderada de sus actividades cotidianas (por ejemplo, no podían caminar más de diez manzanas sin parar ni podían realizar todas las tareas diarias y faltaban al trabajo por sus molestias). Tras cinco meses de terapia (dos sesiones la primera semana y después una sesión semanal), casi todos (90%) experimentaron una mejoría significativa que les permitió una vuelta completa a sus actividades cotidianas. De entre los demás participantes, cuatro siguieron experimentando ligeras molestias cuando realizaban deporte y seis voluntarios no respondieron a la terapia.

Tras casi dos años de seguimiento, se constató que las molestias no habían reaparecido. "Estos resultados son emocionantes, porque otros tratamientos para el dolor de espalda severo y crónico tienen un beneficio limitado o nulo, y el dolor raras veces desaparece por sí solo", señaló el especialista durante el congreso.

Así, "en EEUU se hacen casi 500.000 cirugías de columna por año y existe un mercado de 2.000 millones de dólares en sistemas para fusión de las vértebras durante la cirugía. Sin embargo, no existe evidencia clara de que la cirugía sea efectiva y sí existen datos que muestran que en seguimientos de cuatro a seis años no hay diferencia entre pacientes tratados con cirugía frente a los tratados con métodos conservadores. Nuestros resultados enfatizan aún más que el rol de la cirugía en la enfermedad de columna es muy limitado o casi excepcional", concluye.

CAPITULO V

JADE

PROPIEDADES FÍSICAS EL JADE

Tipo básico Roca sedimentaria

Grupo Óxidos

Sistema Cristalino / Estructura El sistema cristalino que presenta el jade es trigonal/hexagonal, no presenta exfoliación.

Composición química La composición química del jade es SiO

Formación u origen Los óxidos se forman en grietas o cavidades de rocas que se llenan de agua rica en sílice.

El jade es una variedad impura de cuarzo microcristalino, que consiste en una red de cristales de cuarzo entrelazados. Las variedades incluyen cinta, orbicular, restaña-sangre o heliotropo, plasma, sílex, prasio.

Dureza El jade presenta una dureza de 7 en la escala de 10

Textura En estado bruto es áspero, pero se puede pulir y obtener una textura liSa

Densidad La densidad del jade es de 2,61 entre media y alta.

Color El jade suele estar teñido por impurezas y se encuentra en varios colores como verde, rojo, marrón, amarillo o azul grisáceo, negro y mezclas de esos colores.

Brillo El brillo mate del jade es entre vítreo y de cera. Opaco.

  Existen dos tipos de jade diferentes: jadeíta y nefrita. La nefrita se encuentra en zonas esparcidas por todo el mundo y presenta en una gran variedad de colores. La jadeíta viene predominantemente de Birmania y aunque está disponible en gris, amarillo, rosa, azul, lavanda, rojo, blanco, marrón y negro, su color más popular es el clásico verde con el que la mayoría de la gente asocia esta piedra.

  El jade es un mineral perteneciente a los silicatos. Los silicatos forman el 75% de la corteza terrestre, los silicatos están compuestos en su totalidad por silicio y oxigeno, y además se pueden acompañar de otros minerales como el hierro, magnesio, aluminio o calcio

La intensidad del color y la transparencia son los factores más importantes a tener en cuenta al juzgar la calidad. Aunque el jade nunca llega a ser completamente transparente, cuanto más se aproxime a la transparencia, más valor tiene. Los colores más valorados son el verde "Imperial" y el verde manzana, muy raro. El jade lavanda también es muy poco común y alcanza precios altos.

El Jade negro es una de las clases de jade más raras y especiales, actualmente en Guatemala, en el valle del río Motagua se halla uno de los yacimientos más ricos del mundo, además en él se encuentran los colores más raros, como el jade arco iris, el negro y el oro galáctico, que es el jade negro con incrustaciones naturales de oro, plata y platino.

El Jade negro es una de las variedades del jade más difíciles de obtener, los mayas lo utilizaban en sus ceremonias de magia, y los chinos lo consideraban como un símbolo de poder.

Sobre todo encontramos el jade negro, en la antigüedad en mascaras para rituales y como ornamentos para los dioses.

En la actualidad son muy preciadas las joyas realizadas con esta variedad de jade.

En la época antigua, el jade se hallaba en el área comprendida entre las provincias de Henan y Shanxi, pero el de mejor calidad era el que traían de Khotan -Xinjiang-de-Birmania. Ha sido la gema considerada más preciosa en China a lo largo de la historia.

Un tipo de jade denominado Yao, de difícil identificación, ha sido motivo favorito en el arte chino, como fuente de jade -Yao Chi-, por ejemplo, que fue un regalo traído por los Inmortales a la fiesta de un príncipe como símbolo del deseo de longevidad y de felicidad. Y el denominado el Emperador Jade -Yu Huang Di- es el dios supremo y gran soberano del Cielo en la religión popular de los chinos.

JADE PARA EL ESPÍRITU

El jade es un armonizador de energías ideal tanto para el cuerpo humano como para las casas, de ahí que en la antigüedad se utilizaran las esculturas en jade para decorarlas.

La armonización de las energías se plasma en un efecto calmante y tranquilizante.

Ideal para limpiar cada uno de los chakras, especialmente si se utilizan los jades de los colores asociados. De todos modos el jade verde se puede utilizar para todos.

En meditación nos ayuda a encontrar la paz interior y la armonía de nuestro espíritu. Nos permite descubrir la infinita belleza de Dios y el amor hacia Él que todos llevamos dentro de nosotros. Usando jade en meditación pueden pasar muchas cosas positivas.

El verde es ideal para el chakra cuarto, llamado Anahata, también conocido como chakra del corazón o centro cordial, ubicado en la octava vértebra, a la altura del corazón. Conforma el punto central del sistema de chakras, en él se unen los tres centros superiores psíquico-espirituales con los tres centros inferiores físico-emocionales.

Los españoles designan el jade con la expresión "piedras de ijada" y de ahí proviene la palabra inglesa. El término jade en realidad designa dos tipos de piedra diferentes que se parecen mucho: el más común es la nefrita y el más caro la jadeíta.

Asociado durante mucho tiempo a la cultura china, en realidad el jade se usaba en la civilización maya de Centroamérica cientos de años antes de que alcanzara una posición real en el Imperio Medio. Los mayas extraían la jadeíta en Guatemala y la transformaban en armas y utensilios.

La adoración de los chinos por el jade empezó en la era Neolítica cuando se utilizaba la nefrita de los Montes Kunlun en ceremonias religiosas, en la agricultura y en la guerra. La "Piedra del Cielo" adquirió tanto prestigio con los emperadores chinos que Confucio llegó a escribir que los hombres debían aspirar a sus cualidades de benevolencia, inteligencia, honradez, humildad, resonancia, lealtad, fe, virtud y verdad.

El jade es más duro que el granito y más difícil de grabar que el acero macizo. Cuando los diamantes se introdujeron por primera vez en China en algún momento entre 1.005 y 221 antes de Cristo, en un principio se les valoró más como instrumentos de grabado del jade que como gemas en sí.

Aunque el jade se ha asociado durante mucho tiempo con la cultura china, no fue hasta l.784 cuando la jadeíta birmana llegó hasta allí y suplantó a la nefrita local como piedra imperial.

Los maoríes de Nueva Zelanda también usaban armas de nefrita. La estructura fibrosa de la nefrita está comprimida muy densamente, lo que convertía esta piedra preciosa en "perfecta machacadora de cráneos". A pesar de su poca dureza, está considerada como el material gemológico más resistente.

Es un cristal que relaja mucho y permite la superación de traumas psíquicos de cualquier tipo. Tonifica los nervios y suaviza las emociones.

El jade trae buena suerte, salud y fortuna, ayuda en el parto y protege a los niños de las enfermedades. Por toda Asia millones de personas llevan amuletos de jade y creen que les procura a sus propietarios poder, erudición, pensamientos puros, larga vida e inmortalidad.

Según la mitología china el jade, es el esperma seco del dragón, pero según los mayas, es la piedra de la creación.

El verdadero jade es fresco al tacto, y por esta razón el cutis de una mujer hermosa era comparado al jade, símbolo de la pureza.

La posición de un individuo en la sociedad antigua estaba determinada por su nivel de percepción, a su vez relacionada con su unión a lo sobrenatural, siendo un elemento imprescindible el jade por sus propiedades, forma y simbología, ya que de esta manera dominaban las fuerzas místicas o energías sutiles con las que se unían al reino espiritual y participaban de la sabiduría divina.

El ritual de oración establecía canales de comunicación entre lo mundano y lo espiritual, y fomentaba las relaciones armoniosas en la sociedad.

Siendo uno de los elementos principales de estos rituales el jade por sus propiedades y su simbología (formas).

Desde tiempos precolombinos, la trascendencia del jade en las civilizaciones mesoamericanas quedó plasmada en sus expresiones ceremoniales y decorativas.

Durante mucho tiempo a los Olmecas y su cultura ha sido considerada como la cultura madre de la civilización mesoamericana y se distinguieron como expertos talladores de jade en cuentas, figurillas y hachas, estas últimas estrechamente relacionadas con el simbolismo del maíz y la fertilidad agrícola.

Para Olmecas, mayas y aztecas, el jade concentraba las fuerzas divinas y valía más que el oro.

El jade más apreciado fue el verde esmeralda translúcido, piedra que los aztecas posteriormente llamaron quetzalitzli, término que se refiere tanto a su semejanza en color con las plumas de quetzal como a su transparencia semejante a la de la obsidiana, itzli.

También Los Maori, llamados así lo primeros habitantes de Nueva Zelanda, tierra de la larga nube blanca, en sus leyendas y tradiciones orales, hacen distinción entre los seres humanos mortales, las divinidades y los espíritus, usaban la variedad nefrita del jade para tallar figuras de sus dioses ancestrales, y llevarlas como protección.

Es decir para culturas ancestrales en diferentes continentes, una combinación apropiada entre la forma que esta tallado el jade y las propiedades sus naturales, hacen que sean herramientas muy potentes a la hora de armonizar el entorno y hacernos llevar una vida más tranquila.

En la actualidad, en Europa, se han considerado todas las cualidades del jade y ahora es muy solicitado como amuleto de buena suerte, de eliminación de malas energías, tanto a nivel personal como para la casa, el entorno familiar, el trabajo, la salud, la economía etc....

También en China y el mundo oriental, los amuletos de jade en sus diferentes formas constituyen eficaces amuletos para el amor y también es el favorito de los hombres de negocios, ya que llevar o portar un fragmento de jade antes de firmar cualquier negocio es signo de buena suerte y consecución de los objetivos.

PROPIEDADES CURATIVAS

Las propiedades curativas que se le atribuyen al Jade consisten principalmente en:

- Poseer la capacidad de regular las afecciones del riñón (el Jade recibió su nombre en latín "lápiz Nephrictus", que significa "piedra urinaria").
- Combatir el cansancio, la fatiga, la ausencia de energía y el stress.
- Aliviar dolores de espalda y de ciática.
- Relajar calambres y contracturas.
- Curar cólicos.
- Evitar las convulsiones (ideal para casos de epilepsia).
- Normalizar la taquicardia y la disritmia.
- Aliviar las enfermedades oculares.
- Proteger a los niños de las enfermedades.
- Promover una gestación y parto feliz, sin complicaciones.
- Regular los trastornos menstruales.
- Fomentar la superación de la depresión por causa de la pérdida de seres queridos.
- Estimular la actividad sexual.
- Desodorante

EL JADE, ORGULLO DE JAEN

Leyenda y/o historia

Tres cosas tienen Jaén
que no tiene Sevilla:
Santo Rostro, Cruz de jade
y Virgen de la Capilla.

Esta copla expresa el orgullo que en Jaén, España se sentía por estas tres reliquias: una de ellas, la Cruz de jade, desapareció en 1936.

Se trataba de la Cruz procesional de la Catedral, pieza de orfebrería gótica, a la que más tarde se le añadió una cruz de cristal de roca.

Se dice que este cristal fue hallado en el Egido y que cayó del cielo tras una tormenta. El Cabildo ordenó labrarle un pie. La Cruz de jade fue objeto de la visita de peregrinos procedentes de toda la provincia.

DIOS DE LA LLUVIA, MUSEO DEL JADE, SAN JOSÉ, COSTA RICA

El jade y el agua. Suaves los dos, hermosos, de un puro color verde la piedra y verde el agua cuando los árboles de la espesura se reflejan en ella. Pero una es dura y otra es blanda. Como el corazón del guerrero cuando lucha y ama. Por eso, en mi lengua maya, jade y agua se escriben con un jeroglífico muy similar.

Por eso me hicieron de jade, a mí, al dios Hacha, para que talara árboles con mi dureza, pero los bendijese al mismo tiempo, en los campos, con la asociación del agua a mi trabajo.

Mi tierra de Costa Rica, donde ayudé a los hombres, era una zona llamada Guanacaste-Nicoya. Los que allí vivieron hacían hermosas vasijas de cerámica color tierra, con dibujos rojos y colgantes de oro en forma de aves, mazas ceremoniales y figuras brillantes de tierra cocida. Hicieron magníficos metales para moler el maíz que los dioses protegían en su crecimiento. También muchas figuritas de jade.

El jade place a los dioses porque es brillante y suave. Se desliza en la mano como el agua y es igual de fresco y calmante en su tacto. Yo soy de jade y de agua. Así se muestra en los símbolos de Tlaloc, dios de la lluvia, también tallados en jade.

A mi me hicieron hacha.

En manos de los hombres corté con mi filo los árboles que estorbaban, para plantar el maíz y el resto de los alimentos necesarios. Corté los duros tallos de las plantas de los campos, y ayudé a abrir en el suelo los agujeros-matriz de semillas fecundas. Fui duro y tenaz.

Corté sin piedad porque soy hacha.

Me escurrí suave en las manos de los hombres que trabajaban por la subsistencia de sus familias. Me amoldé amable al hueco de sus manos, fui fresco y casi balsámico para sus callosidades de campesinos.

Porque también soy agua.

Mira mi rostro. No es violento, no amenaza. Tiene una mirada inteligente y suave, y los brazos caídos a lo largo del cuerpo indican que no te impongo nada, que te dejo hacer.

Porque eres tú, hombre, quien tiene que saber manejar el jade y el agua, lo duro y lo suave, lo que corta y lo que da vida, lo que se destruye y construye, lo que hace el mal, y lo que hace brotar el bien. Tú tienes que saberlo, y lo sabes. Por eso me hiciste de esta hermosa piedra verde. Los dioses lo grabaron en tu mente al mismo tiempo que grabaron en el cielo el camino de las estrellas.

CAPITULO VI

CALOR INFLARROJO DE BAJA INTENSIDAD

¿Qué es?

El calor radiante o infrarrojo es simplemente una forma de energía que calienta los objetos directamente a través de un proceso llamado conversión, sin tener que calentar el aire en el medio. Al calor radiante también se le llama energía infrarroja (IR).

El sol es la fuente principal de energía radiante que disfrutamos a diario. ¿Ha notado un día de primavera al aire libre, con una temperatura de unos 10º, que se siente muy cómodo hasta que una nube cubre el sol? Aunque la temperatura del aire no ha tenido tiempo de bajar, nos sentimos helados, pues las nubes no dejan pasar los templados rayos infrarrojos hacia nosotros.

La luz infrarroja es una fuerza importante que promueve la salud, produciendo un aumento de glóbulos blancos. Esto es muy bueno, porque un mayor número de glóbulos blancos equivale a una mayor inmunidad, una buena salud y una mejor calidad de vida.

En la actualidad, muchas nuevas tecnologías aplican rayos infrarrojos lejanos en los productos para la salud y sobresalen en los protocolos médicos como terapias hipertérmicas de desintoxicación y tratamiento de cáncer.

¿Por qué el calor infrarrojo es mejor, por ejemplo, que un paño caliente, manta eléctrica? Porque la energía vibratoria de la luz infrarroja lejana no es de la misma naturaleza que el calor que usamos para actividades de la vida diaria tales como cocinar.

El agua hirviendo daña la piel, pero no sana órganos internos, la manta eléctrica proporciona calor externo, no penetrando más allá de las distintas capas de la piel, el calor infrarrojo actúa de dentro hacia fuera, sanando al mismo tiempo.

La luz solar nos da mucho calor porque contiene rayos infrarrojos lejanos muy penetrantes, así como el rango completo de energía del espectro electromagnético.

Durante los últimos 25 años, investigadores y médicos japoneses y chinos han realizado estudios intensivos sobre los tratamientos infrarrojos e informaron sobre hallazgos muy significativos, posibilitando a las personas en sillas de ruedas, aquellas que no pueden moverse por diversos motivos, o no pueden seguir un programa de ejercicios, con la terapia infrarroja alcanzan un estado cardiovascular equivalente a quienes realizan entrenamiento físico, efectos muy positivos en el consumo de calorías y control de peso, eliminación de toxinas, artritis, incremento de la flexibilidad en tejidos de colágeno, alivio de espasmos musculares, rigidez articular, incremento del torrente sanguíneo, alivio de infiltraciones inflamatorias, edema y exudados, hipertensión, arterosclerosis, enfermedades arteriales coronarias, circulación sanguínea, enfermedades de garganta, nariz y oído, enfermedades de la piel (incluyendo celulitis),

CAPITULO VII

ESTADOS ALTERADOS DE CONCIENCIA

A lo largo de los tiempos, los seres humanos hemos usado cualquier medio o práctica a nuestro alcance para modificar el estado normal de nuestra conciencia, (a algunos no les ha hecho falta usar nada), buscando en secreto ser más espirituales, mas humanos, ambas cosas o ninguna.

La clave no está en el exterior, sino en el interior, es posible ser muy feliz dentro de una chabola helada y muy desgraciado en un cálido palacete.

Lo verdaderamente importante existe desde que existes, dentro de uno, nuestro yo (no egoico), nuestra consciencia, pudiendo ser alterada o anulada a instancias de la fe y la voluntad, por medio del uso de drogas o a través de estados intermedios de consciencia como el sueño, la meditación, relajación, etc.

Las culturas antiguas respetaban notablemente los sueños, como demuestran la cantidad de referencias a ellos que hay en la Biblia.

Se entendía como un estado en el que el espíritu del durmiente podía contemplar el mundo y sus misterios con una lucidez paralela a su propia realidad pura, entrando en contacto con otros mundos y seres.

Gran parte del núcleo dogmático de las tres grandes religiones monoteístas se apoya en revelaciones divinas efectuadas en medio de sueños proféticos.

Por el momento, la ciencia no ha sido capaz de seguir al detalle todos los procesos físico-químicos que tienen lugar en el interior del cerebro humano en acción, pero sí de detectar sus manifestaciones.

Reconocemos y registramos las ondas que produce, catalogándolas, e incluso sabemos en términos generales a qué estado sicológico responde cada una de ellas, Alfa, Beta, Theta y Delta.

Sabemos que las conexiones nerviosas en la corteza cerebral, dada su naturaleza bioeléctrica, se mueven muy despacio; a penas a unos metros por segundo.

¿Cómo reaccionaría la mente si encontrásemos una sustancia capaz de multiplicar por cien o por mil la velocidad de conexión de nuestras neuronas?

¿Alcanzaríamos un estado de supe lucidez?

¿Y si se consiguiera sin ningún tipo de sustancia? Esto sería estupendo.

Si somos capaces de llegar a esta comprensión, entonces somos conscientes de ese estado alterado evolutivo de las posibilidades naturales de la mente.

No hablaré de drogas enteógenas o sustancias psicoactivas, ya todos conocemos en las primeras civilizaciones del poder de las plantas, no sólo a nivel terapéutico, sino también por su capacidad para alterar la conciencia individual o colectiva, del cinismo a la hora de utilizar las drogas en nuestra época, de la casta proclive al uso de drogas como son los escritores, poetas inspirándose en las drogas más variadas, desde el Láudano de Coleridge y Tomás de Quincey, la heroína de Burroughs, pasando por la dura mezcla de absenta y hachís de Rimbaud y Verlaine, los tragos de éter de Aleister Crowley, la mescalina de Huxley, la dulce pipa de Kif de don Ramón del Valle Inclán, puede decirse que nuestra mejor literatura moderna y contemporánea esta escrita a base de café, alcohol, tabaco… y drogas de todas clases.

Profunda mediocridad de innumerables obras de todo género concebidas en ese estado por artistas, escritores y filósofos capaces de los mayores logros en estado normal.

Stanislav Grof, médico psiquiatra, psicoanalista, nacido en Praga, estuvo a punto de abandonar la psiquiatría por la ineficacia de los tratamientos, hasta que un día, recibió de un laboratorio una muestra de un alucinógeno llamado LSD.

Investigó con esta droga con él mismo y con sus pacientes y pudo constatar que se lograban experiencias transpersonales que provocaban una mayor apertura de la conciencia al mundo.

El LSD permitía volver a revivir episodios traumáticos del pasado ocultos en la mente. Al poder revivirlos nuevamente, emocionalmente, los pacientes tenían la oportunidad de integrar su experiencia para poder lograr el equilibrio y el cambio de su visión del mundo y sobre sí mismos. Estos episodios no se limitaban a esta vida sino que se extendían a vidas anteriores a las cuales los pacientes sometidos a este tratamiento lograban acceder.

Posteriormente, Stanislav Grof abandonó el uso del LSD, logrando los mismos resultados con la técnica denominada respiración holotrópica (respiración voluntaria controlada) obteniendo el acceso a una dimensión religiosa y espiritual con enorme potencial terapéutico.

Utilizar psicoactivos, alucinógenos, o cualquier otro tipo de droga, como el alcohol, tabaco, marihuana, LSD, etc. ocasiona daños considerables, no sólo en el cuerpo físico, sino en los cuerpos sutiles que componen el aura humana.

Si percibimos mas allá, observamos que las entidades del llamado "bajo astral" se sienten atraídas a los campos energéticos de los humanos que utilizan este u otro tipo de drogas "pegándose a ellos", contribuyendo a bajar más aún su tasa vibratoria energética y conduciéndoles a situaciones recurrentes de tipo depresivo, angustia, miedo e incluso violencia.

Se ha de poseer una mente con una fortaleza extraordinaria para que esto no suceda..

Son pocas las personas que consumen estas sustancias conscientes de su utilidad, con conocimiento de causa, con un fin concreto y determinado.

(ejem. de aplicaciones clínicas para el Cannabis (THC), con resultados excelentes, tratamiento de esclerosis múltiple, muerte de células tumorales, trauma neurológico, inflamación, lesiones medulares, pérdida de peso en sida, vómitos o náuseas en quimioterapia para cáncer, combate virus herpes gamma, alivio de dolor de enfermos terminales, fibromialgia, migraña, glaucoma, ansiedad, esquizofrenia, psicosis, depresión etc.

Nos centraremos en la Meditación como principal estado alterado de conciencia.

ESPIRITUALIDAD Y PSICOLOGIA TRANSPERSONAL

La espiritualidad es la universalidad de la Verdad, la Luz y el Deleite. La espiritualidad es la necesidad consciente de Dios. La espiritualidad es la oportunidad constante de realizar y probar que todos nosotros podemos ser tan grandes como Dios.

La espiritualidad posee una llave secreta que abre la Puerta de lo Divino. Esta llave es la meditación. La meditación simplifica nuestra vida externa y energiza nuestra vida interna. La meditación nos da una vida natural y espontánea. Esta vida llega a ser tan natural y espontánea que no podemos respirar sin tener conciencia de nuestra divinidad.
La meditación es un regalo divino.

La verdad vive en la experiencia. La verdad en su aspecto externo es sinceridad, veracidad e integridad. La verdad en su aspecto interno y espiritual es la visión de Dios, la realización de Dios y la manifestación de Dios

Eso que respira eternamente es la Verdad. Incitador del alma es el grito de nuestros videntes Upanishádicos: Satyam eva jayate nanritam: "Sólo la Verdad triunfa, y no la falsedad". Bienaventurada es la India por tener este como su lema, su aliento de vida, su extenso mensaje de divinidad universal.

El término "Psicología Transpersonal" suele englobar a una serie de pensadores y psicólogos que habiendo desarrollado diferentes estilos terapéuticos tienen en común **la aceptación de la espiritualidad del ser humano.**

Tal como sostiene Stanislav Grof, "el mayor problema de la psicoterapia occidental parece ser el hecho de que, por diversas razones, cada investigador ha fijado primordialmente su atención en un determinado nivel de conciencia y ha generalizado sus descubrimientos a la totalidad de la psique humana."

Del otro lado del océano, Abraham Maslow fue uno de los primeros investigadores interesados en estudiar la psicología de los seres más "avanzados" que ha dado la historia de la humanidad.

Lo que le interesaba era examinar a los seres psicológicamente más sanos; por supuesto, una rara minoría en la que incluyó a Cristo y los místicos de otras culturas.

Lo que infirió, luego de estudiar exhaustivamente la vida de estos hombres "iluminados" era que no tenían su identidad puesta y encerrada en su persona, en su ego, en su historia. Tenían un sentido de identidad más amplio, que iba más allá de su personalidad, una identidad "transpersonal".

Su identidad se ampliaba hacia una comunión con la totalidad de los fenómenos, con la totalidad de los seres. Algo, por supuesto, muy difícil de comprender, para la mayoría de nosotros; y por lo tanto, los psicólogos, sobre todo los occidentales, suelen ignorar estos fenómenos o bien, calificar de patológicas a este tipo de experiencias místicas. Siendo un eximio estudioso de la psicología tanto occidental como oriental, concluye que la espiritualidad y la religiosidad son características de la psiquis humana.

Ken Wilber es quizás el más erudito de los teóricos relacionados con lo transpersonal.

La psicología transpersonal, propone, para los problemas espirituales, otras técnicas que van más allá de la palabra. Una de ellas es la meditación. Pero no se trata de poner a meditar al neurótico. Al neurótico se lo ayuda escuchándolo. Para aquellos pacientes que trascienden sus dificultades neuróticos y comienzan a enfrentar otro tipo de conflictos, relativos a la trascendencia del yo, del ego, por ejemplo; en esos casos se impone cómo método válido la meditación y otras técnicas que no se basan exclusivamente en la palabra, con la psicología transpersonal es una cuestión de contexto.

Esta corriente considera que el psiquismo se manifiesta en diferentes niveles de conciencia. En este contexto, la terapia trabaja según el nivel de conciencia en que se encuentre el paciente conservando la conciencia del espectro total de la existencia.

El psicólogo transpersonal detecta el nivel de conciencia del paciente y lo ayuda a superar los conflictos propios de ese nivel, estando alerta y dispuesto a seguir al paciente hacia nuevos niveles experienciales a medida que se van presentando. "El terapeuta transpersonal se ocupa de todos los sucesos que emergen a lo largo del proceso terapéutico, incluidos los asuntos mundanos, los datos biográficos y los problemas existenciales.

Lo que en realidad define la orientación transpersonal es el modelo de la psique humana que reconoce la importancia de las dimensiones espirituales o cósmicas y el potencial evolutivo de la conciencia." (Stanislav Grof)o la respiración holotrópica de Grof.

COMPARTIENDO ESPIRITUALIDAD

Cristian tiene 19 años, es la de República Democrática del Congo, refugiado político, pequeñito, y dentro de él existe un ángel que siempre lo acompaña.

Conocí a Cristian cuando tenía 17 años, hablaba Swahili y Francés, nada de Castellano, llevaba en España 3 meses, retraído, oprimido por las injusticias vividas, inspiraba candor, temor y expectación.

Dos días a la semana nos reuníamos para aprender juntos todo aquello que los momentos compartidos nos servían en bandeja, comunicados por el canal espiritual, era importante comunicarnos mediante la palabra, intentaba enseñar gramática, (dentro de mis conocimientos, eso sí, con metodologías cargadas de humor, comprensión, paciencia, espontaneidad, buena dosis de amor y tesón). Cristian tenía mucho y bueno dentro de su corazón, ganas de aprender y yo quería escuchar por su boca todo aquello que observaba en su interior, luz, inocencia y color.

Confianza es la base de una relación, entonces, ¡Magia! Sucedió. Esto es lo que Cristian me contó.

En su pueblo natal, existen unas maravillosas cuevas, en lo más profundo de la tierra, muy dentro de ellas, mana agua a raudales, bellos manantiales brotan del corazón de esa cueva, esas aguas son consideradas sagradas, en ellas purifican su alma muchos congoleños, y cuando lo hacen, dependiendo del grado de pureza del corazón, se hace presente la Luz de Dios, ellos lo llaman la serpiente de Luz, y sólo se muestra a aquellos que reúnen esta dicha interior.

El Jefe de agua es aquel que a ojos de todos los demás, y tomando su baño de purificación, la serpiente de Luz se le muestra siempre, por ello fue bautizado como el Maestro Espiritual Jefe de agua.

El Jefe de agua no posee ni más ni menos derechos sobre ese manantial, aunque su presencia hace que del manantial brote la más pura Luz, llenando los corazones de esperanza..
El Jefe de agua es el abuelo de Cristian.

Cristian y su abuelo saben que los espíritus blancos de Luz, continuarán la generación de sangre, los genes han hablado. Cristian en un futuro heredará y mantendrá el Digno Honor que hasta entonces ha sido parte importante de su familia, representado en su abuelo.

Cristian dice que el mundo es aventurero. Río a carcajadas, me encantó escucharlo.

Quiero agradecer a Cristian su altruismo y bondad, al darme su consentimiento para poder contarles a ustedes esta preciosa historia de espiritualidad compartida.

Mi amigo Cristian y yo, cuando estamos juntos, reímos mucho, Dios se alegra.

MEDITACIÓN

La palabra meditación viene del latín meditatio, que originalmente indica un tipo de ejercicio intelectual. De este modo, en el ámbito religioso occidental se ha distinguido entre meditación o contemplación, reservando a la segunda un significado religioso o espiritual. Esta distinción se vuelve tenue en la cultura oriental, de forma que al comienzo de la influencia del pensamiento oriental en Europa, la palabra adquirirá un nuevo uso popular

Meditación es estar en el presente.,
- un estado experimentado cuando la mente se disuelve y es libre de sus propios pensamientos.
- una concentración en la cual la atención es liberada de su común actividad y focalizada en Dios (propio de las religiones teístas),
- una focalización de la mente en un único objeto de percepción, como por ejemplo la respiración,
- una figura religiosa, o una recitación de palabras constante.
- Un análisis razonado de enseñanzas religiosas.

La meditación puede tener propósitos religiosos o simplemente de salud física o mental. Existe una amplia variedad de guías y enseñanzas para la meditación, que van desde las que aparecen en las religiones hasta las terapéuticas; las que mantienen grupos new age o grupos pseudorreligiosos, o las que simplemente son una ayuda para un mejor rendimiento en el trabajo o el deporte.

<u>Estudios científicos</u> han demostrado que algunas técnicas de meditación puede ayudar a mejorar la concentración, la memoria y mejorar el <u>sistema inmunológico</u> y la salud en general.

En el siglo XIX, los teósofos adoptaron la palabra meditación para referirse a las diversas prácticas de recogimiento interior o contemplación propias del hinduísmo, budismo y otras religiones orientales. No obstante, hay que notar que este tipo de práctica no es ajena a la historia de occidente, como muestran descubrimientos de vasijas celtas con figuras en postura yóguica.

El diccionario de la Real Academia dice que meditar es, aplicar con atención el pensamiento a la consideración de algo, o discurrir sobre los medios de conocerlo o conseguirlo.

CRISMARBUD Y LA MEDITACIÓN

Crismarbud dice que meditar es sentirse en la Divinidad con el todo, estado en existencia, cuando se ha trabajado y purificado todos los aspectos inferiores y superiores que habitan en uno.

Entonces la vida es meditación en primer orden, meditación despierta en estado de vigilia, independientemente del grado profundo de sueño que se esté dando.

Meditación es hacer la vida con amor, con puro espacio de luz, volverse irreflexivo y actuar con el mayor de los potenciales que te permite el grado de Divinidad comprendido.

Volverse uno con el todo tanto en vigilia, ensoñación o profundo sueño, hacerse uno con el momento, hablar sin palabras, renacer sin tiempo ni espacio.

Medita en la acción, despierto y dormido.

Meditar es dedicarte el momento para regalarlo a los demás, meditar es cantar reír, saber escuchar.

Meditar es hablar para consensuar, meditar es correr, parar y andar.

Medita en el momento de obrar.

Meditar es tu espejo en el que miras el despertar, la Luna, el Sol, la Tierra y el Mar.

Meditar es vivir la existencia Universal, hacerse uno con el todo, comprender y no esperar.

Meditar es la belleza del que siente de verdad, realizando a posteriori su mayor potencial.

Meditar es escribir, lo que piensas que es meditar.

Meditar es el que edita, aquello que desea expresar.

Meditar es el Azul del cielo en su claridad, susurrar de los árboles cuando el viento los mece, en su capricho de hacerlos bailar.

Meditar es el tacto de la espina en el Rosal, pétalos de terciopelo, ámbar, grosella y la Paz.

Meditar es el camino del que quiere caminar, sendero inexistente de aquel que desea explorar.

Meditar es el espacio entre uno y otro pensar, la potencia del que obra más allá de la verdad, energía creadora del humano y su humanidad, con solidaria delicadeza a la hora de ayudar.

¿Y... preguntas que es meditar? Medita en tu pregunta, respóndete al meditar.

MISTICA

Experiencia íntima y elevada mediante la cual el alma humana entra en contacto con la Divinidad, generándose un mayor conocimiento de Dios, se llega mediante la Purificación ascética.

Porque se encuentra en el interior, algunos no recurren a estímulos externos para hacer de su consciencia la más alta y bella montaña desde donde observar todo y nada. Para el místico basta con la fe, prácticas ascéticas, meditación y pureza de vida en contemplación.

Santos sufí, místicos tibetanos, faquires, indios, monjes que practican el budismo Zen, Santos Cristianos a los que algo en común les une "Para llegar a ser, hay que dejar de ser"

Pasando por el proceso de crisálida a una bella y sutil mariposa iluminada. Para dejar de arrastrarse por la madre tierra y volar junto al padre cielo, transformación esta que completa el dejar de ser el que se es, pasando a ser otro distinto. Bella dicotomía mística.

Tengamos en cuenta las experiencias místicas espontáneas, o alcanzadas con el Yoga.

LOS SENDEROS DEL YOGA

KARMA YOGA el sendero de la acción
BHAKTI YOGA el sendero de la devoción y del amor
GÑANA YOGA el sendero de la indagación y el discernimiento
RAJA YOGA el sendero de la introspección
HATHA YOGA el sendero del equilibrio de las energías internas

KARMA YOGA

Corresponde al Yoga de la acción y el servicio desinteresado, acción completamente altruista, acción física o mental desapegada de los frutos de la misma y de ésta forma purificar el ego.

La finalidad del Karma Yoga es la liberación a través de la acción (física o mental) no egoísta, camino de crecimiento espiritual. A través de ella aumenta nuestra calidad humana, la nobleza innata en el ser humano.

Es considerado el evangelio clásico de la acción desinteresada. En el Bhagavad Guita es interesante particularmente por integrar armónicamente Karma Yoga, el Bhakti Yoga y el Gnana Yoga.

Un ejemplo de Karma yogui fue, Mahatma Gandhi.

BHAKTI YOGA

Corresponde al Yoga de la devoción y el amor hacia lo Divino. El instrumento fundamental en el que se basa la práctica Bhakti es nuestra capacidad y necesidad de amar, ésta necesidad es expresada en su máxima potencia hasta realizar la unión mística.

En el Bhakti yoga la persona busca acercarse a lo Divino, desarrollar una relación amorosa directa, intensa y personal con lo Divino en todos sus aspectos (vida práctica, personas del propio entorno).

Es el camino de la purificación de las emociones, a través de la entrega, la adoración, la recitación de textos clásicos, y las prácticas tradicionales - soportes externos- como ritos, ceremonias y cantos devocionales.

Es un yoga poco comprendido por la mentalidad analítica occidental. Texto clásico: "Srimad Bhagavatam", un importante texto creado por adoradores de Krishna aproximadamente en el 900 D.c.

Un ejemplo de Bhakti Yoga es promulgado por la secta Hare Krishna.

GÑANA YOGA

Corresponde al Yoga del conocimiento, de la sabiduría a través de la auto-observación y la conciencia, del estudio, la reflexión y la discriminación.

El instrumento fundamental en el que se basa la práctica gnana es el propio intelecto.

A partir de la filosofía Vedanta, (filosofía no dualista, afirma que la realidad es la unidad y la percepción de la diversidad es sólo ilusión) el yogui usa la mente para indagar en la propia naturaleza de ésta
.

La práctica del gnana yogui, consiste en rechazar todo lo ilusorio, transitorio, impermanente, y aparente, consiste en el ejercicio constante de discriminación-discernimiento entre lo irreal y lo real.

La realidad aparente de las cosas es sólo relativa y condicionada a un nivel de conciencia determinado, en última instancia no existe separación ni diversidad.

Texto clásico:"Upanishads"
Un ejemplo de Gnana yogui fue, Vivekananda.

RAJA YOGA

Ciencia del control físico y mental, es el yoga con un mayor componente psicológico, y el más popular en occidente.

Es un yoga que antepone a la práctica espiritual en si misma el conocimiento y purificación del cuerpo y la psique, a través de un sistema concreto y accesible particularmente a la mentalidad occidental.

La práctica de Raja Yoga es accesible a cualquier persona, los 8 escalones del Ashtanga Yoga de Patanjali son una escalera progresiva hacia un mayor bienestar psicofísico. Para practicar Raja Yoga la persona puede no tener objetivos espirituales en si pero si un deseo de paz y bienestar integral.

Texto clásico: "Yoga Sutras de Patanjali"

HATHA YOGA

El Raja Yoga incluye al Hatha Yoga, el Raja Yoga es la práctica espiritual en sí, mientras que el Hatha Yoga es un sistema de salud previo, de purificación, limpieza y preparación a la práctica espiritual estrictamente hablando.

Las asanas y el pranaya (respiración correcta), dan lugar a la subdivisión del Raja Yoga conocida como Hatha Yoga.

Texto clásico:"Hatha Yoga Pradipika"

CRISMARBUD Y EL YOGA

Yoga es el cielo, puente hacia un entendimiento, luz y sonido, música de cuentos, existencia vivida desde la comprensión del momento, colores a olores, visiones, aromas de espliego.

¡¡Describo esta cosa y no sé qué es esto, feliz y despierto.

En Yoga subyace este mundo cierto de **Sabios Brahmanes**, lotos, inciensos, expresión de lo eterno, sutil movimiento hacia dentro; sentir sin sentir el no-momento, bello, vacuo, eternidad, inconcreto.

Movimientos, **Asanas**, equilibran el cuerpo, llenando de prana la respiración del Universo.

Divinos momentos, despertar de un sueño, camino intermedio, lluvia, éter, fuego, apartando el velo, energía dispersa por todo el cuerpo, evolución, razón, sándalo, tierra, cielo.

Amiga **cobra, saltamontes, cuervo**, símbolos de vida, libertad del mundo cierto, estado mental, de Paz, Amor y un Te quiero.

El Pez nadando con sutil movimiento, ¡el Océano te saluda!, como salud das al cuerpo, ¡muéstrame tus escamas de colores intensos! rojos, azules, verdes, amarillos naranjas… y negros.

El Arado me muestra la cosecha que siembro, alienta mi alma, ¡ relajación, buenos pensamientos.

El **Triángulo**…recuerda las ocho etapas, hasta su más alto techo, **Raja Yoga** entiende estos conceptos.

Karma Yoga provoca la más noble **acción**, hacia el bien de lo ajeno, no espera compensación, abriendo el plexo del corazón.

Con el **Bhakti Yoga** aparece la **devoción**, amor al canto… **Dios y OM.**

El conocimiento sonríe con gran emoción y a su vez pregunta ¿Dónde estoy yo? Contesto que un sabio, cierta vez susurró: "En el camino más arduo, estudio y comprensión, recibe el nombre de **Jnana** esta descripción, indagando este Yoga la pureza interior, desaparece la duda y la sin razón, fluyendo verdad en Autorrealización, llegando a alcanzar espiritualidad interior".

Yoga es Amor.

KARMA Y REENCARNACIÓN

El karma (en sánscrito 'acción', del verbo kri: 'hacer') es una creencia central del budismo, el hinduismo y el jainismo. En idioma pali se dice kamma y en birmano kan.

Aunque estos credos expresan diferencias en el significado mismo de la palabra karma, tienen una base común de interpretación. Generalmente el karma se interpreta como una "ley" cósmica de retribución, o de causa y efecto. Es el conjunto de energías potenciales que residen en las profundidades de la vida y que se manifiestan en el futuro.

El karma en el hinduismo

Según los hindúes, el karma sería una "ley" de acción y reacción: a cada acción cometida le corresponde una reacción igual y opuesta. El encargado de hacer cumplir esta ley sería el omnisciente semidiós Dharmarāja (el 'rey del Deber') o Yamarāja (el 'rey de la Prohibición', pronunciado iamarásh en idioma sánscrito) y sus monstruosos sirvientes invisibles, los yamadūtas ('mensajeros de Yama').

El karma en el budismo

Si bien la 'Ley del Karma' se refiere a "causa y efecto", para el budismo, el concepto de karma implica acción mental (pensamientos), verbal (palabras) y física (acciones propiamente dichas, obras).

Karma y reencarnación

Usualmente se asocia el karma con la reencarnación, ya que una sola vida humana no alcanzaría para experimentar todos los efectos de las acciones del ser humano.

En religiones teístas (como el hinduismo o el cristianismo) existe el concepto de alma. Bajo el punto de vista del karma, la re-encarnación sería la encarnación del alma en un nuevo cuerpo. Algunas religiones (principalmente la cristiana e islámica) rechazan esta creencia.

En el budismo no existe el concepto de alma, sino que se entiende que existe un estado de pureza y sabiduría latente en la vida de todos los seres. La reencarnación, o transmigración, es el paso hacia la siguiente existencia física. El karma, determinará las condiciones bajo las cuales el individuo vuelve a la vida. Sin embargo, el estado de pureza y sabiduría latente seguirán intactos.

Algunas escuelas budistas enseñan que mediante la meditación se puede llegar a esta comprensión, y así, alcanzar el estado de nirvana, el fin de la existencia condicionada por el karma. Otras escuelas, como las del Budismo

Nichiren, entienden que no es posible escapar al ciclo de la reencarnación. Por lo tanto, la práctica budista intenta que las personas alcancen un estado de felicidad absoluta en esta vida.

Difusión en Occidente

La creencia en la "ley del karma" ha tenido una importante difusión gracias a la penetración en Occidente del budismo y el hinduismo, así como diversas escuelas de ocultismo, como la rosacruz, la gnosis (de Samael Aun Weor, entre otros) y la teosofía (de Helena Blavatsky).

El Karma tiene muchas divisiones y categorías, en este momento citaremos las 3 más importantes, que son las siguientes:

SaBija Karma: Es con el que hemos nacido, como resultado de vidas anteriores.
Agami Karma: Es el que recolectamos durante toda nuestra vida, a partir de nuestro nacimiento.
Parabdhra: Es el Karma inevitable, la cosecha de toda nuestra vida.

¿Qué es el Nirvana?

El Budismo ha heredado del hinduismo la fe en la transmigración (samsara) a través del ciclo de los nacimientos y de las muertes sucesivas, es decir, la fe en los renacimientos.

El Nirvana es un estado que no se puede describir con palabras; sólo quien lo ha experimentado personalmente sabe qué es. Consiste en la experiencia de una bienaventuranza que puede ser adquirida durante esta vida y en este mundo, y no en un estado alcanzable sólo en un futuro lejano. Todos pueden llegar, aunque son muy pocos los que llegan, de una manera completa, durante esta vida.

La bienaventuranza de los santos (arahant o perfectos) después de la muerte, de la cual habla el Budismo, se llama Parinirvana. Ésta constituye el último estado del Nirvana. En él, todos los atributos personales desaparecen. Por lo tanto, el Nirvana no es un estado personal, sino un estado absoluto de bienaventuranza y felicidad suprema. Esta es la meta a la que el Óctuplo Noble Sendero conduce al budista.

El siguiente es un discurso dado por el Dalai Lama en la Universidad de Brown:
El placer y el dolor que cada uno de nosotros experimentamos, provienen de nuestras propias acciones del pasado (karma). Por lo tanto resulta fácil explicar el karma en una breve frase: si uno se porta bien, las cosas que nos pasan serán buenas y, si se porta mal, las cosas que nos

sucedan serán malas.

AMIGO OSHO

Osas creer que yo soy tú y tú yo, derecha e inversa de los dos?
Sabes que lo dudo! Solo soy amor
Hundes tus pensamientos, con flores frescas, aroma a viento, lluvia clara, tierra, cielo, nada, todo y un sutil entendimiento.
Observa mi niña, nació en invierno, nieve, luz, blanco y caramelos.

AMOR AGRADECIDO

AUNQUE EL AMOR AGRADECIDO LO MUESTRO CON CADA INHALACIÓN-ESHALACIÓN, QUIERO DEJAR PLASMADO EN ESTE PAPEL EL SENTIMIENTO INDESCRIPTIBLE DE AMOR AGRADECIDO A MIS DOS GRANDES GUÍAS: "EL QUE SIEMPRE ME ACOMPAÑA", CONCIENCIA CRÍSTICA REPRESENTADA EN JESUCRISTO Y "EL ILUMINADO", LA BUDEIDAD, REPRESENTADA EN BUDA, DE LA MANO DE ENERGÍAS COMPARTIDAS, RISAS, CARCAJADAS Y ALEGRÍA.

QUIERO EXPRESAR EL MAS PROFUNDO AGRADECIMIENTO A LOS **CENTROS DE CAMILLAS CERAGEM**, COMO A TODAS LAS PERSONAS QUE TRABAJAN EN ESTOS CENTROS, PERMITIÉNDOME RECOMENDAR A TODAS AQUELLAS PERSONAS CON NECESIDAD DE SALUD, LA EXPERIENCIA DE CURACIÓN POR ELLOS MISMOS, ACUDIENDO A ESTOS CENTROS UBICADOS POR TODO EL PLANETA, **Y DE FORMA ABSOLUTAMENTE GRATUITA, AMOROSA Y ALTRUISTA.**

EN LA ACTUALIDAD DISFRUTO DE LA CAMILLA CERAGEM EN CASA TODOS LOS DIAS, Y DESDE HACE 10 AÑOS, PUDIENDO CERTIFICAR QUE POSEO UNA SALUD EXCELENTE, GRACIAS AL USO DIARIO DE LA MISMA, SOY PROFESORA DE YOGA Y NATURÓPATA Y AMO LA VIDA Y A CERAGEM…. sonrisassssss

Recibid lectores un enorme OM ENERGÉTICO SALUDABLE

Om Shanti

YAMUNA, CORRIENTE ABAJO...

ORDENAS CON TU FLUIR, QUE...

GRACILES HUMANOS PURIFIQUEN SU DEVENIR

AGUAS SAGRADAS CANTAN, OM.. OM.. VENID A MÍ.

BIBLIOGRAFÍA internet.

www.ingramcontent.com/pod-product-compliance
Lightning Source LLC
Chambersburg PA
CBHW021041180526
45163CB00005B/2221